理系女性のライフプラン

あんな生き方・こんな生き方
研究・結婚・子育て
みんなどうしてる？

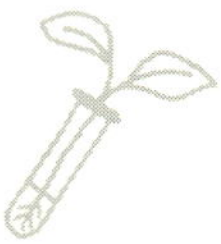

編
丸山美帆子
大阪大学大学院工学研究科
日本学術振興会特別研究員（ＲＰＤ）

長濱祐美
茨城県霞ケ浦環境科学センター 技師

アドバイザー
大隅典子
東北大学副学長
東北大学大学院医学系研究科 教授

メディカル・サイエンス・インターナショナル

Life Planning for Women Scientists
First Edition
by Mihoko Maruyama and Yumi Nagahama

ISBN 978-4-89592-905-9

Printed and Bound in Japan

はじめに

第二子出産の三日前のこと。フェイスブックに、研究者仲間の丸山さんからメッセージが届きました。

「まさか一緒に妊婦だったとは！　お互いに頑張りましょう！」

ここまでは、普通のメッセージ。驚いたのはこの後です。

「ところで、今回の経験を活かして、出産・育児時期をどう乗り越えたかを、まとめて本にしてみませんか？」

なんとパワフルな発想でしょうか。びっくりしつつも、ぜひ協力させてください、と即答しました。

それというのも、私自身、子育てと研究を両立している女性研究者の先輩方に、第二子出産の選択を後押ししていただいた経験があるからです。そのおかげで、今、家族と過ごす時間も、研究に没頭する時間も、両方を満喫させていただいている毎日です。私が背中を押してもらったように、一歩踏み出すことをためらっている誰かの背中をそっと押すことのできる本が作れたならば、こんなに素晴らしいことはありません。

とはいえ、丸山さんも私も、出産・育児時期を乗り越えたというより、乗り越えようとしている状態。子育てと研究を同時に行ってはいるものの、これでいいのかと日々模索を繰り返し、もがいている真っ最中で、数年先のキャリアを見通すこともできません。そこで、私たちが学生時代からお世話になり、女性研究者の支援活動に長く携わっていらっしゃる東北大学の大隅典子教授に、私たちの抱えている不安を相談しました。そのときの、本音だらけのやり取りを、第一章としてまとめています。また、大隅先生には、このようなプロジェクトに不慣れな私たちをアドバイザーとして支えていただき、本書を形にすることができました。

第二章には、子育て中の研究者を中心に多様な体験談を集めました。知り合いを頼り、さまざまな研究分野で活躍する研究者に声をかけました。執筆者の皆さんは、研究者としてキャリアを積み上げつつあるなかで、今、まさに家庭との両立をはかり、頑張っている方々です。ですから、今現在どのような問題をかかえているのか、どのようにもがいてきたのかといった、リアルな生の声としての体験談を集めることができたと思います。研究と家庭の両立を目指す男性研究者の存在も知っていただければうれしいです。一方、コラムには、研究者としてのポジションを確立したベテランの先生方や、アカデミックとは違うコースを歩んでいる方にも、また育児経験や女性研究者の支援に理解の深い男性研究者にも、これまでの体験や日常感じていらっしゃることを書いていただきました。

体験談を整理する過程であらわれてきた具体的なテクニックや制度については、第三章に資料としてまとめています。制度は時間とともに変化し、変更されてしまうことがありますが、ひとつの参考になれば幸いです。なお、第二章、第三章は総勢十三名の方に執筆していただき、その方たちの多様な経験談や貴重な情報を、丸山と長濱が編者としてまとめさせていただいています。執筆者の皆さまとご家族の皆さま、大隅先生、この本に関わってくださった全ての皆さまに、心から深く感謝を申し上げます。

さて、本書を編集していくにあたり、常に私たちの心にあったのは「意識や価値観の押しつけになっていないだろうか」ということでした。「女性だから出産するべき」、「研究者だから研究に没頭するべき」、「母親だからキャリアはあきらめるべき」などの「べき論」は、自由な選択と成長を奪う押しつけでしょう。ですから、「女性研究者は子育ても仕事も両立を試みるべき」というのも伝えたいメッセージではありません。女性や研究職に限ったことではありませんが、結婚や出産、子育ては悩ましい選択の連続です。さまざまな条件のもとで選択された多様な生き方によって、未来が拓かれていくことは素晴らしいと思いますし、その選択のかたわらにこの本があれば、とてもうれしく思います。

かくいう私も、本書の体験談の時点では「研究キャリアを（なんとか）継続させながら家族同居の願いがかない、メデタシメデタシ」でしたが、なんと、この「はじめに」の原稿を書く一週間前から、夫の単身赴任に伴う別居生活がスタートしています。家族同居は、はかない夢だった、と残念に思う気持ちがある一方、以前よりも鷹揚にかまえることができているような気もします。それは、この本を通じて多くの方の体験にふれ、「なんとかできる」という気持ちが強くなったから……、とは手前味噌がすぎるでしょうか。いずれにせよ、延長された現職の任期はあと二年。私もまた、この本をかたわらに置いて頑張っていきたいと思っています。

二〇一八年　五月

長濱祐美

目次

第1章［座談会］

研究者として歩む女性たちへのエール

大隅典子×丸山美帆子・長濱祐美

座談会

東北大学で「医学部初の女性教授」と呼ばれた大隅典子副学長は、女性研究者の少なさに気づき、支援活動に乗り出した。本書の編者、丸山と長濱は、大学・大学院時代に、東北大学で大隅の教えを受け育った女性たち。子育てと研究の両立を目指しつつ、任期付研究員からのキャリアアップを図る。時に現在の、あるいは将来の不安で気持ちが揺れ動く二人に、久しぶりに再会した大隅副学長は、何と答えてくれるだろうか。

丸山美帆子
編者

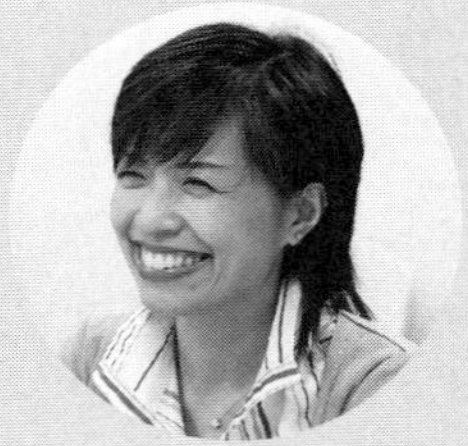

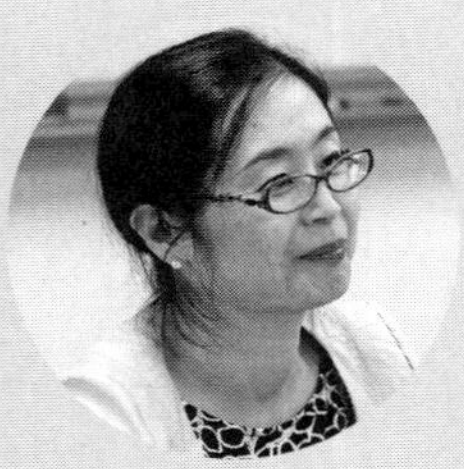

大隅典子
東北大学副学長/
教授

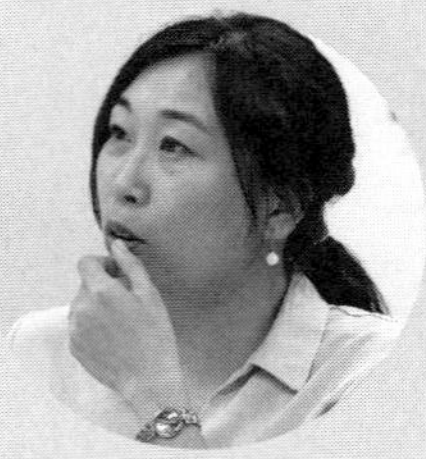

長濱祐美
編者

医学部で初めての女性教授と言われて

丸山　大隅先生は、以前から女性研究者の支援にかかわる活動を行っていらっしゃいますが、どのようなきっかけがあったのでしょうか？

大隅　私は教授になるまで、女性だから得をしたとか損をしたとか、そういう問題を意識したことが、ほとんどありませんでした。幸いにも比較的早く大学の教授のポストにつくことができたのですが、女性研究者の問題を意識するようになったのは、実はそのときなのです。「大隅先生は、東北大学の医学部で初めての女性教授です」と言われて。今から二〇年ほど前、一九九八年のことです。当時でも、欧米の国際会議などに出席すると、女性の方たちがたくさんいました。会場にお子さんを連れてくる人もいっぱいいて、「うちの子は……」みたいな話題を耳にするのも珍しくありませんでした。

一方、日本の大学を見てみると、確かに、女性の理系研究者は非常に少ないし、お子さんを持っている人はさらに少ない。このような状況は、どうみても自然なあり方ではないだろうと思えました。そこで、これから研究者を目指す後輩女性のためにできることはないだろうかと考え、女性研究者を支援する男女共同参画のような仕事に携わってきたのです。

丸山　そうでしたか。東北大学時代から大隅先生を存じ上げていますが、そのような高い視点から女性研究者について考えておられたことを初めて伺いました。私たちは自分のことで日々精一杯で……。

BOSSのつぶやき
工学部は古いのかな、私の大学でも、いまだに女性の教授はいませんね。（工学科教授）

BOSSのつぶやき

私の研究室では、朝早くや夕方遅くにラボミーティングをやらない。子育て中の人が困るでしょ。（研究所所長）

大隅　子どもがいれば、それが一番の優先事項になるのは当然でしょう。私の場合は、学生さんや、あとにつづく研究者に、何か残せればいいと思っているのです。

理系の研究者の世界では、博士課程を修了した後は一般的に、助教、准教授、教授というポジションを目指して業績を積み重ねていきますよね。でも女性の場合は、出産や子育てのときは、それまでと同じ速度で自分の歩みを進めていくことはできない。出産と子育てという大きな仕事を抱えては、自分の本来もっているポテンシャルを研究に十分に発揮できないわけです。ですから、その現実に対して配慮する優しさが必要だと考えたのです。それは、採用や昇進の基準を女性に対して下げろということではありません。出産や子育ての時期に対する組織的な配慮が必要だということです。そして現在では、その時期をサポートするいろいろな制度が誕生しはじめていると思います。研究者の世界に女性が増えることは、研究者の世界そのものが豊かに発展できてよいはずです。

女性研究者が増えたほうがよい理由がある

長濱　研究者の世界に女性がいるほうがよいというのは、具体的にどんな理由なのですか？

大隅　いろいろあると思いますが、一言でいうと、多様性が高まることといえるでしょう。私は脳科学を専門としているので、脳を例にとりますが、一人一人の個性の違いだけでなく、男女の違いというものが脳にも、ごく僅かですが、存在します。それが、認知パターン、考え方や発見の仕方などに多様性をもたらす可能性があるのです。

同僚のつぶやき

僕の大学院のときのボスは女性で、小さいお子さんがいました。「子育てをしながらの研究は大変だけれども、頑張ればできるんだ」と、先生を通して学びました。（国立研究所特任助教）

長濱　異なった見方ができる存在がうまれるということですね。

大隅　また、現代の科学研究は、チームで研究を進めるのが主流ですが、チーム作業は、男女の人数がバランスよく含まれているほうが効率や能率が上がる、という指摘があるくらいです。

長濱　以前、科学というものは、男性がやっても女性がやっても答えは同じなのだから、女性が入っていかなくてもいいのではないかと言われたことがあったのですが、そんなことはないのですね。チームに多様性があったほうがよいと聞くと、うれしくなります。

大隅　そうなのですよ。女性の参入は、多様性を高めるという意味において意味があるのです。また、忘れてならないのは、母親が研究者であることが、女性研究者が育つ上でのロールモデルとして、とても重要ということです。ですから、皆さんが母親であり研究者であり続けることは、将来の女性研究者を増やすことにつながる可能性があります。

出産を経て、採用における年齢制限がハードルになる

丸山　博士課程を取得すると、まずはポスドクなどの任期付研究員になることが多いと思います。そのポジションを探すときに、数年後には任期が切れて次のポジションに移ることも考えます。そのときに気になるのが採用条件のうちの年齢制限です。出産や育児を経てある程度の年齢になっていると、自分ではこれくらいの仕事ならできると思っても、採用条件に年齢制限があって門前払いを食うのではないかと……。四〇歳という数字が視野

に入ってくる三〇代半ばになると、とても不安になってきます。

大隅　そうですね、年齢制限はないほうがいいですね。でも、採用する側にもそれぞれの研究室の事情があるので、実際には難しい問題でもあります。たとえば、研究室の事情によって、スタッフと学生の年齢の間に位置するような若い人を採用したい、ということもあるでしょうからね。採用は、基本的には両者の希望のマッチングだと思うのです。

ただ、丸山さんや長濱さんもその先のポジションをねらうようになると、年齢は関係なくなります。たとえば教授のポジションだったら、「若過ぎる」ことが不利に働いたりすることもあるくらいです。

長濱　過剰に不安がらず、一歩一歩、前を向いて歩んでいれば、いずれそういう時期も来るということでしょうか。

チャンスはいつ来るかわからないから、子育て中も「準備」しておこう

大隅　私が特に強調したいのは、子育ての時期にあるからといって、弱気になる必要はまったくないということです。

丸山　私は、今まさに弱気になっています（笑）。研究員でなくてもいいから、どんなポジションでもいいから、細く長く続けられれば、それでいいかなと。高い地位など挑戦しなくていい、という思いが頭をよぎることもあるくらいです。

大隅　子育ての時期には、その必要に迫られて、自分の歩む速度をダウンせざるをえない

BOSSのつぶやき

結婚自体は研究の障害にならないです。現実的に大変なのは出産。がんばってほしい。（医学部分子生物学教授）

同僚のつぶやき

「子育て女性は優遇されていていいよね」などと皮肉を言われると、自分の能力に対する評価は過大なのか、と弱気になることもある。（任期付研究員女性）

ですよね。それはしかたがないけれど、自分の気持ちまでダウンさせる必要はないということです。自分に自信をもつこと。同時に、チャンスはいつやってくるかわからないので、準備を怠らないこと。それを忘れないでください。

子育てが一段落して、仕事に一〇〇パーセント没頭できる時期を待っていたら、そのときに自分の希望するポジションが空いているとは限りませんよね。ですから子育て中でも、やってきたチャンスには積極的になりましょう。もしそれが、たとえば遠距離にあるポジションで、自分と家族にとって引き受けるのが難しかったら、よく考えたうえで断ればいいのです。

先ほどの年齢制限のときにも言いましたが、ポジションというのは自分の都合だけで決まるものではなく、採用する側とされる側のマッチングの問題です。チャンスも自分の都合でやってくるわけではないのですから、子育ての時期にあっても準備はしておくということが大切でしょう。

セルフプロモーションはむずかしいことではない

丸山　では、どのような準備をしておけばいいでしょうか。

大隅　私がよく皆さんにたとえて言うのは、「白馬の王子様シンドローム」です。白馬の王子様の話は、理想の結婚相手が、いつかは自分のことを見つけてくれると、待ち続けて年をとってしまうというものですが、仕事についても同じことがいえると思うのです。

待っているのではなく、応募書類を出してみること。私の知っている例で一番多かった方は、今の准教授のポジションを得るのに、ほぼ同時に二八か所に応募していました。

自分をふだんからアピールすることも大事ですね。学会などにおけるプレゼンは自分を売り込む絶好の機会ですから、手を抜いてはなりません。早くからキャリアアップしている人は、プレゼンや履歴書の作り方がうまいと思います。

それから、自分がどのような人物で、どのような研究をしていて、どのような業績があるかという情報を、ホームページで発信することも重要でしょう。こんなことまで書かなくていいのではと遠慮せず、学会での役員などの履歴も含め、自分の業績を紹介しましょう。また、日本語版だけでなく英語版を作っている人もいますよ。

丸山　私の知り合いに、とても仕事が早い若手の男性がいます。ホームページもきちんと作っていて、日頃それを使っているから、書類を提出するときなど、とても素早い。

大隅　そうです。それが、いつも準備ができているということなのです。子育て時期は大変でしょうが、少しだけ時間をさいてホームページに手を入れましょう。ホームページをきちんと維持しているかどうかなどに、その人のモチベーションが現れてくるように思えるのです。

丸山　耳が痛い……。がんばります。

大隅　それから、自分の今の任期があと一年くらいで切れるというのであれば、「自分は新しいポジションを探しています」ということを、他人に知ってもらうことも重要です。自

BOSSのつぶやき

海外に出ていく研究者の割合は、女性におけるほうが高い。逆に言うと、日本では女性のポストが見つかりにくいということか。（医学部教授）

分という存在が人材のマーケットに出ているということを、自分の関連する学会や科学コミュニティに知ってもらうのです。例えば学会の懇親会などで、研究内容とともにそうした状況をだれかに伝えることができれば、それを先方が覚えておいてくれて、チャンスにつながる可能性も出てくるでしょう。

大きな学会場でも気後れせずに質問するにはコツがある

丸山　私は後輩に、「学会に参加している間は、就職活動していると思っていい」といつも言っています。特に、学会場でいい質問をすることは、自分をアピールする上で大切ですよね。自分へのチャンスを増やすと思います。私の現在の就職先は、実は、大きなシンポジウム会場で質問させていただいた相手です。懇親会で再び顔を合わせたのですが、私のことを覚えていてくださったのです。

大隅　そういう意味では、今のところ女性研究者は数が少ないので、男性よりも記憶に残りやすく、得ですね（笑）。ところで、会場で質問しやすくする工夫があるのを知っていますか？　たとえば、会場のマイク近くの席に座ること。大きな会場だとマイクスタンドがあると思うのですが、その傍に座っていれば、人の前を横切って出ていかずにすみ、時間もかからず、心理的抵抗が少なくなります。また、手持ちマイクが回されるような会場の場合は、座長から一番見えるところに座ること。会場に少し早めに行って、そういう席を確保するといった努力の積み重ねが大切なのですね。

BOSSのつぶやき
学会の理事や委員などになる女性って、顔ぶれが決まっている。もっと新しい人材に入ってきてほしい。（医学部生化学名誉教授）

洋服で大失敗した経験を話そう

長濱　面接やプレゼンなどの勝負所で気をつけていることはありますか？

大隅　私の失敗談を二つお話ししましょうか。大きな科学研究費の助成金に初めて応募したときのことです。一次審査を通ってヒアリングにまで進んだので、気合いを入れてと、新しいスーツを買って臨むことにしたのです。そこでデパートへ行くと、リクルート関係のスーツが並んでいたので、私は深く考えもせずに、グレイのものを一着選びました。

ヒアリング当日、参謀役の男性と待ち合わせてヒアリングの会場に向かったのですが、その方が私を見たときに、一瞬驚きのような表情を浮かべられました。後になってそのことを考えたのですが、おそらく、私の姿はこれから大きな資金を獲得し、研究に運用していく研究者にふさわしいものではなかったのでしょう。信頼感も落ち着きのようなものも、感じられなかったのだろうと思うのです。スーツが全然似合っていなかったのかもしれませんが。

もう一つは、別なヒアリングだったのですが、夏場だったので、白いスカートをはいていきました。問題は、スカートを購入したときよりも体重が少し増えていたことで、はいてみると、スカートが体にぴちっとしていました。家を出た時からずっとそれが気になり、プレゼンの最中でさえも気が散ってしまいがちでした。

どちらのヒアリングも失敗。結果は不採用でした。結局、男性も女性も、その人らしい服装で、着ていて着心地がよくて、自分が一番落ち着いて、しかも自分の強い面や得意な面を出せるもの、そういう服がいいと思います。また、もしそれが非常に大切な、あるいは大規模なプレゼンであれば、普段着ている洋服よりも、少し高価めのものを選んでいくほうが、自分に自信をもたせることができてよいかもしれません。

長濱　信頼感という意味では、声のトーンも低めのほうがよいのでしょうね。私が学生のとき、大隅先生にアドバイスいただいたのを覚えています。

大隅　先週の木曜日も、大学の授業で同じことをしゃべりました（笑）。面接では、普段の声よりも、少しだけ声を低めにと、心がけたほうがいいでしょう。人は緊張すると、自然と声が高くなってしまいます。また声を下げることで、緊張がほぐれて落ち着ける効果もあるのです。

BOSSのつぶやき

研究者の資質というのは、子どもがいるいないとか、男か女かなどと関係しない。資質がない人には、それを早めに気づかせるのも、本人のためだと思う。（研究所所長）

即戦力でなくてもポテンシャルがあればいい

長濱　採用は、採用する側とされる側の双方が選んでいるわけで、マッチングであるとおっしゃられましたが、業績のほかに、採用する側はどのような点を評価するのでしょうか。

大隅　理系の研究者という職業の場合、細かな分野の違いはあるでしょうが、まず、業績の指標として論文の数や学会発表の数、あるいは招待講演や受賞歴などがありますよね。でも、それらの数だけが絶対的に重要というわけではないことが多いでしょう。これまでの業績よりも、その人がこれからどのように伸びていくかというポテンシャルを重要視す

BOSSのつぶやき

女性が働きやすく、成果を上げやすいラボの評価は高く、優秀な女性がさらに入ってくるようになる。（医学部分子生物学教授）

るのではないでしょうか。その人を信頼して、学生さんをまかせることができるかとか、今は大変でも、数年後には大きくプラスの方向に伸びていく研究者だろうと期待できるかとかですね。

長濱　子育て中の女性よりも、現状を保って全力で走り続けることのしやすい男性のほうが、ポテンシャルが高いように見え、優先されるのではないかと心配になります。

大隅　実働時間の長さだけでしたら、そういうこともあるかもしれません。しかし、その人の能力というのは、みな同質ではありません。たとえば、一緒に働いたときにマイナスに作用する人は、長時間労働できても結果のマイナスが増えるだけでしょう。もちろん研究室の事情で、特定のタイプの人材を望む研究室もあるでしょう。小さな研究室であれば構成人数に余裕がないでしょうから、それはしかたがありません。

　男性のスタッフのほうが何かと安心、と思う男性教授がいるかもしれませんね。そのときには、自分が採用されなかったとしても、そういう研究室に行かなくてすんだのだ、と思えばいい（笑）。

長濱　その研究室がどういう人を欲しがっているかで、いろいろ違ってくるということですね。

大隅　一つ言えることは、働き手のキャラクターというか人物像は、どの研究室にとっても、とても重要ということです。採用時の業績のプレゼンでは、その人の研究成果ばかりでなく、その人間性を見ている部分も大きいのです。その人物が自分たちといっしょに働くとすると、研究はやりやすいかとか、信頼できるかといった点です。
丸山　私が産休で職場を離れ、久しぶりに戻ったとき、学生やスタッフの方に言われてうれしかった言葉があるんです。「丸山さんがいなくなったら、ラボに笑いが減った」って（笑）。私は会議やミーティングで、あまりかしこまらず、「わははっ、それ違うんじゃないの」と指摘したり、反対意見などを気軽に発言できたりするらしいです。そういうキャラクターを採用面接では見ているということですね。
大隅　見ていますよ！

BOSSのつぶやき
採用では、ラボに調和してくれる人かどうかを重視する。（バイオ系分野教授）

時間を効率よく使うことにかけては敏感だ

長濱　子育ての時期は何かと時間が足りなくて大変ですが、時間をうまく使おうと工夫をするようにもなりますよね。私は、午後五時に職場を出ないと保育園のお迎えに間に合わないので、仕事の手順を考え、作業の終わりから時間を逆算して、作業を始めています。そのようにすると、どんどん作業の効率化が進むように感じます。
丸山　ゴールから換算するということですね。
大隅　私は、無駄な時間をどうやって省いたらいいかということを、常に心がけてきたつもりです。私に子育ての経験はないのですが、結婚していた時期が七年間くらいあって、そのときは、自宅にいる時間を増やすために、特に大学での仕事を効率よく進める努力をしました。ですから、そのときの経験をいかして、学生さんに時間の使い方のアドバイス

BOSSのつぶやき
子育て中の人は、時間の使い方がすごく上手ですよね。九時五時の人と一日中いる人と、生産性はほぼいっしょです。（研究所所長）

をしています。たとえば、実験室で三〇分間、インキュベーション装置に試験管を入れておく操作があるとします。その間、手があきますよね。そのときには、「この三〇分間で、大事なメールの返事を書こう」というように、具体的な時間と作業の設定をして取りかかるのです。大事なメールに対する返信となると、時間があるときにしっかり書こうなどと思って先延ばしにしていたり、あるいは書くのにすごく長い時間を費やしてしまったりすることがあるでしょう。それを防げるようになります。新幹線に乗っている時間に何ができるかということもよく考えます。一定の時間枠を設定し、ゴールから逆算して、原稿書きなどの仕事を始めるのです。

長濱　研究者は論文を読むのが仕事の一つですが、私は、効率的に論文読みをしたいと思ってｉＰａｄを買いました。自分の研究テーマにかかわる最近の論文を保存しておいて、隙間の時間を活用して論文が読めるようになりました。専用のペンで、論文にメモを書き込んだり、マークをつけたりすることもできて便利です。自宅でも、子どもが寝ている間や、料理中に煮物を火にかけているときなど、あれなんだっけと気になったときには、簡単に調べることができるのです。料理の最中って、なぜかアイデアがひらめくことが多いですね。子どもからは、私が台所で突然叫ぶので笑われます。「やっぱりそうだ！」とか「やっぱり違う！」とか、うるさいらしいです。

ひらめいたアイデアをまとめるときには、逆にパソコンやｉＰａｄよりも、紙に書くのが好きなのですが。

大隅　私の場合、アイデアがひらめくのは明け方というか、寝ている間のようです。目が覚める頃に、「あ、これ調べよう」などと、気がつくのです。

自分の考えをまとめるのには、ホワイトボードが役に立ちます。考えていることを、とりあえず書き出しておきます。

丸山　大隅先生はブログでの情報発信も欠かさずされていらっしゃいますね。

大隅　発信するというだけでなく、自分のために情報をメモしておくという意味もありますね。情報の流れるスピードが早くて、大事な情報を思い出せなくなることもよくあるので。一方、インターネットにハマるといくらでも時間を費やせてしまうので、自ら時間制限を課すことも大切ですね。

研究の現場に残っていく努力

丸山　私は育児休業がタイミングよく取得できなかったため、前職を一時的に退職せざるをえず、現在は、主に自宅で執筆をメインにした仕事を始めました。データを整理してまとめたり、報告書の形にしたり。研究費や実験にかかわる申請書を書いたりもしています。何か月も仕事から離れていたら、情報についていけず、浦島太郎になってしまうのではないかと怖くなるのです。実験室での現場作業ができない分、せめて、なんとか現場の近くにいたいと思うと、今の自分にできるのは、執筆なんですよね。乳児が家にいると、その時間さえあまりとれませんが。

BOSSのつぶやき

研究の流れは速いので、長期に休んだら復帰は難しくなる。休み休みでもラボに顔を出すのがよいと思う。ベビーシッター代は高額でしょうが、自分への「投資」です。（分子生物学教授）

大隅　そのようなときであっても、文章を書く努力をするかどうか、自ら発信する準備をするかどうかで、その人が研究の世界に残れるか残れないかの差が出てくるのだ思います。もちろん、その人の人生において研究の世界にプライオリティを置くかどうかは、その人自身が判断することで、考えはさまざまであっていいと思いますが。

丸山　今回の座談会に関しては、長濱さんが、女性が研究の場にいることでポジティブになることを話しませんかと提案してくれたのがきっかけでした。それまで、そんな視点があるとは、全く思いもよらないことでしたし、話すことがあるのかしらと半信半疑でやってきました。ですが、大隅先生からたくさんのお話を聞き、私たち女性研究者がいていい、いや、むしろ私たちはいるべきだと思うことができました。

長濱　先ほど年齢制限の話が出ましたが、私も将来のポストのことを考えると、とても不安になることがあります。自分はちゃんと評価してもらえるだろうかと心配になって。そんなときには、やることなすことうまくいかないような気がして弱気になりがちですが、今日、改めて大隅先生のお話を伺うと、みな似たような苦労をしていて、それでいいんだと、前を向いて進もうと思えるようになりました。

大隅　皆さんそれぞれに貴重な体験をし、自らの手で女性研究者としての将来を切り開いていこうとしています。もっと自信を持ちましょう。それに、皆さんの経験、特に子育て体験は、皆さんの大切な財産です。学生さんやあとに続く人たちへのアドバイスや指導などにきっと役立つことでしょう。ぜひ、それぞれの体験を大事にしていってください。

プロフィール

大隅典子
東北大学副学長／東北大学大学院医学系研究科発生発達神経科学分野教授（一九九八年より）。
一九八五年、東京医科歯科大学歯学部卒。一九八九年、同大学歯学研究科修了。歯学博士。一九八九年、同大学助手。一九九六年、国立精神・神経センター神経研究所室長。二〇〇六年、東北大学総長特別補佐（男女共同参画担当）。二〇一八年より東北大学副学長（広報・共同参画）。
二〇〇四〜二〇〇九年に科学技術振興機構CREST「ニューロン新生の分子基盤と精神機能への影響の解明」研究代表者、二〇〇七〜二〇一二年、東北大学グローバルCOE「脳神経科学を社会へ還流する研究教育拠点」拠点リーダーを務める。現在、「多様な〈個性〉を創発する脳システムの統合的理解」という新学術領域研究プロジェクトのリーダーを務める。

丸山美帆子
大阪大学大学院工学研究科機能性材料創製領域・日本学術振興会特別研究員（RPD）。（座談会開催時は京都府立大学大学院特任講師）
二〇〇四年、東北大学理学部地球惑星物質科学科卒。二〇〇九年、同大学大学院理学研究科地学系博士課程修了。博士（理学）。大阪大学大学院工学研究科特任研究員を経て、特任助教。任期途中で、出産後に退職。北海道大学低温科学研究所研究員（非常勤・兼任）、京都府立大学大学院生命環境科学研究科特任講師（非常勤・兼任）、大阪大学レーザー科学研究所（非常勤・兼任）を経て、二〇一八年より現職。

長濱祐美
茨城県霞ケ浦環境科学センター技師（任期付研究員）。
二〇〇五年、東海大学海洋学部卒。二〇一〇年、東北大学大学院工学研究科土木工学専攻博士課程修了。博士（工学）。北海道大学高等教育推進機構科学技術コミュニケーション教育研究部門（CoSTEP）博士研究員、佐賀大学低平地沿岸海域研究センター　センター講師を経て、二〇一五年より現職。

第2章 ［体験談］

研究と家庭の間に生まれた九つの物語

走りながら悩んで、また走り続ける

●任期付研究職を続けて三児の母に●

丸山美帆子

同じ学科の五歳上の先輩と結婚し、互いに違う分野で研究職につく。三児を出産しつつも任期付研究職を続けて、気がつけば中堅どころ。研究はものすごく大切な私のライフワークだけれど、家族の大切さはまた別のもの。だから、研究と家庭の両立を目指してきたが、それはなかなかしんどいことでもあった。必死にもがき乗り越えてきた三〇代を振り返り、これから研究と家庭を大切にしたい人たちに、両立のヒントとエールを送りたい。

育児休業が取れない研究者、大学を去る!?

出産後に自分の任期が一年九か月ある計算だったので、長男と次男のときと同様、育児休業を取得できるものと思って妊娠期間を過ごしていました。三人目の子どもを妊娠したときのことです。しかし、具体的に出産関係の手続きを始めたときに、事務の方から衝撃の事実を突きつけられたのです。

「丸山先生、大変申し上げにくいのですが、丸山先生は育児休業を取得できません。産後休業終了後（出産八週後）速やかに復帰されるか、退職されるかのどちらかになります」

「なんですと!?」

3章（185ページ）で詳しくお話をしますが、常勤で働いていたとしても、育児休業の取得条件を満たせなければ育児休業は取得できないのです。現在大きな問題である雇い止めの制度も手伝って、悲しいかな、私は法のはざまに落ちてしまいました（平成二八年九月時点の法による。現在は法改正がなされ、条件が緩和されている。詳しくは185ページ参照）。

葛藤の末に私が選んだのは、一度退職するという道。このときの衝撃、後悔、憤りが、私に本を書かねばという気持ちにさせました。

「後進の女性研究者には、決して同じ思いをさせたくない。自分のこの状況も、他の誰かがよりよく生きるための肥料になれば」。

本の執筆を思い立ったときには、制度への怒りが一番強かったのが本当のところでした。

筆者のプロフィール

二〇〇四年東北大学大学院理学研究科地学系博士課程修了。博士（理学）。大阪大学大学院工学研究科特任研究員を経て、特任助教。任期途中で、出産後に退職。京都府立大学大学院特任講師（原稿執筆時。現在も兼任）などを経て、二〇一八年より大阪大学大学院工学研究科・特別研究員（RPD）。

しかし、本を書こうという覚悟は、自分を客観視することにつながり、執筆を進めていくうちに私の気持ちは少しずつ変わっていきました。せっかくならば、本当に役に立つ知識や情報を、必要な人に届けたい。もう二〇年以上も前、研究者を夢見て進路を決めた私。今までも道のりは順風満帆ではなく、それなりの苦悩や大変さを乗り越えてきたわけです。今回のことも、そのような経験の一つになりうるはず……そう思いました。一歩ずつ進んできた過去の自分自身にエールを送るような気持ちで、同じように歩んでいるたくさんの女性研究者のタマゴたちを励ましたい！ これが今、私が一番強く抱いている気持ちです。

なぜ理学部？ なぜ研究者？ それは、地球を守ることに決めたあの日から

私は一途なまでに、「地球のことを学んで、地球を救うのだ」と思っていました。この気持ちを抱いたのは、小学生の頃に遡ります。小学生の三年生か四年生の頃、地球環境問題について調べる授業がありました。私は図書館で地球表層環境のことを調べ、地球がオゾン層というもので守られており、そこに穴が開いてしまっていること、種々の温室効果ガスのせいで年々深刻な温暖化が進んでいるということを知り、驚愕しました。小学生ですから、ふだん興味があるのは自分の身の回りのできごとくらい。それまでのほほんと生きていたわけですが、このとき初めて、地球レベルでの問題というものに向き合ったのです。

「これは、マズイぞ。なんとかしなければ」

と、子ども心にも使命感に燃えました。そして、自分は地球を守る人間になるという覚

悟を決めました。とてもシンプルな話です。ですが、多くの方々が今の進路を決める最初のきっかけも、きっとこれくらいシンプルで、そして衝撃的だったのではないでしょうか。子どものときの良い経験や出会いは、将来の進路に大きな影響を与えるものです。

年齢を重ね、中学生になった頃には

「どうやったら地球を救えるのだろうか?」

と考えるようになりました。小学生のときに持っていた〝地球戦隊〟的なイメージよりは現実的になってきていました。漠然と、自然科学の立場から地球について学ぶのがはじめの一歩だろうと考えていました。地球を救うという夢を抱きながら普通科の女子高校に進学した私は、理系科目の壁にぶち当たります。生物の授業は大好きだったのですが、それ以外の理系科目でとても苦労しました。大学受験の進路を決めるとき、誰でも迷う選択肢。それは、

「得意なことを学び続けるのか、興味があることを学び続けるのか?」

という分かれ道です。私の場合には結局、興味があることを学び続けるという選択をしました。工学部ではなく理学部を選んだのは、受験する大学、学部、そしてそこにある研究室を調べていく過程で、

「地球って、何なのだろう?」

という方向に興味のベクトルが向いていったからです。メニュー表のように学科の名前と偏差値が並んでいる受験本からは、学ぶ内容はまったく伝わってきません。当時インター

ネットは今ほど普及していませんでしたが、それでも調べようと思えば、具体的な研究室の情報などにアクセスができるようになりつつありました。さまざまな切り口から地球について学ぶ場所がある。最終的に、地球内部についても地球表層についても学ぶことができる東北大学地球科学系を第一志望にし、一年間の遠回り（浪人）を経て合格しました。

結晶が地球を救う！　夢をかなえる方法を知った学生時代

自分なりにしっかり調べて決めたはずの進路でしたが、実際の大学生活は思い描いていたものとは大きく異なっていました。私は根が不必要な方向に真面目だったので、一般教養の授業もびっしり履修しましたが、

「大学に入ったら、地球やそれを取り巻く環境のことを中心に、興味があることをたくさん学ぶんだ」

というやる気と情熱は完全な肩透かし状態。しかも授業の多くはよくわからないし、なぜそれを学ぶのか、まったくわからないものも多かったのです。そのようななかで、週に二～三コマの専門授業はおもしろいものでした。特におもしろかったのは、地学実験という授業。地学実験では、理学部や工学部がある青葉山の露頭（岩石や鉱脈の一部が地表にあらわれているところ）の地質を調査したり、偏光顕微鏡という特殊な顕微鏡で岩石の薄片（岩石を薄くスライスして成形したもの）を観察し、岩石内の鉱物が何かを同定するなど、今までやったことがない課題ばかりが与えられました。毎回、正しいのか間違えてい

るのか、まったくわからない状態のレポートを提出しました。答えがないという不安、拠り所は自分たちだけだという実感を初めて得た授業だったと思います。

地学実験のなかに「生きている結晶を観察しよう」という課題がありました。その課題の日、いつもの実験室に行くと、一見大学の先生とは思えないようなダンディな雰囲気の先生が立っていました。T教授。将来自分の指導教官になる先生との初めての出会いでした。実験は、顕微鏡の下でヨウ化カドミウムが溶液から結晶化していく過程を観察するという内容でした。ヨウ化カドミウムの溶液をスライドグラスに一滴落とし、それを観察していくと、溶液が蒸発していく過程で美しい結晶が現れていくのです。その美しさ、動きのおもしろさに目を見張りました。

「本当だ！ 結晶は生きているんだ」

ドキドキわくわくという感覚、まさにそれです。ヨウ化カドミウムの結晶成長をモニターに映し出しながら、T教授はその成長様式について、見たことも聞いたこともない話をたくさん聞かせてくれました。あまりにもおもしろくて、授業が終わった後もずっと顕微鏡にかじりついていました。私と、何人かの学生が同じ状態だったと記憶しています。ティーチングアシスタントの大学院生が、

「そんなにおもしろいなら、山の上（理学部がある青葉山キャンパスのこと）に来てゆっくりと観察したら？」

と言ってくれたので、それでは行こうではないか、と観察を切り上げました。

青葉山の理学部に一人で足を運んだ日は、とても緊張していました。地球科学系の研究室がある建物は地学棟といい、専門に分かれる前の一年生はほとんど行くことがない場所なので、

「私はここにいても大丈夫なのだろうか……?」

というドキドキ感でいっぱいでした。T教授のお部屋はどこだろう? そう思いながら廊下をウロウロしていると、廊下の突き当りの方から、近づいてくる人影が。T教授です。T教授が数メートルに近づいたとき、

「すみません」

と声をかけ、続いて(地学実験でお世話になった丸山です。実験の続きで顕微鏡を見たいのですが)と申し上げようとしました。しかし、その瞬間、

「飛行機に乗らない? ブーン!」

と突拍子もない言葉が飛んできました。

「へ?」

私は訳もわからず立ち尽くしましたが、T教授はそのまま「ブーン!」と、手で器用に放物線を描きながら通り過ぎていきました……。

(いったい……、なんなのだろう)

そう思いました。しかし、飛行機……。飛行機実験の噂は耳にはさんでいましたので、反射的に、通り過ぎたT教授の背中に向かって叫んでいました。

その場観察

観察対象の変化をリアルタイムに観察すること。反応過程を「目撃」するのは、何よりも強い証拠となり、現在多くの分野でその場観察が行われています。

「乗ります、乗らせてください！」

そしてその日から私は、教養の授業が終わった後、青葉山キャンパスのT研究室に出入りするようになりました。

T教授の研究室では、さまざまな結晶の成長をその場観察し、結晶成長のようすと環境（温度、圧力、湿度、溶液濃度など）の関係性を明らかにすることで、さまざまな問題に答えを提示するという研究を行っていました。例えば顕微鏡下で得られた情報から、四六億年前の太陽系誕生時の宇宙環境を推定する研究。前述の飛行機実験は、このテーマに関するもので、パラメータの一つである重力をゼロにするための実験でした。太陽系形成時の環境を実験で推定するには、宇宙環境と等しい無重力状態での結晶成長を観察する必要があるのです。その他にも、生き物が作り出す不思議な形をしたバイオミネラル（貝や有孔虫の殻など）がどのようにしてできるのかを調べる研究や、タンパク質の結晶成長、ガスハイドレードの研究、二酸化炭素固定のテーマもありました。多岐にわたる研究テーマは、「結晶成長」という共通のサイエンスで議論されます。「飛行機実験につられて研究室に飛び込んだ私でしたが、T研究室の二酸化炭素固定のテーマなどに強い興味を持ちました。地球を救うための方法を知らなかった私が、初めて見聞きした地球環境問題への具体的なアプローチでした。

二酸化炭素は地球温暖化を引き起こしている代表的な温室効果ガスです。二酸化炭素はカルシウムイオンやマグネシウムイオンと反応して、炭酸塩鉱物という固体になります。

固体状態になれば温暖化への影響はありません。この炭酸塩鉱物を効率よく成長させるための環境や、一度結晶化した炭酸塩鉱物を安定に保存する方法などを結晶成長の観点から調査していくのです。顕微鏡の下で得られる情報が、地球規模の問題解決につながっていく……。私にとって、大きな驚きであり、魅了されました。

私はその後、研究室に継続的に出入りし、さまざまな経験をさせていただいた後、学部三年でそのままT研究室に配属になりました。研究テーマは、炭酸塩鉱物の一つである方解石という結晶の成長に関するものになりました。二酸化炭素固定という観点だけでなく、有機分子と無機結晶の相互作用という観点でも非常におもしろい研究でした。ちなみに、航空機実験に直結するテーマは選びませんでしたが、学生時代には航空機実験にたくさん参加しました。人数の少ない研究室ですので、お互いの実験を助け合うのは自然なことでした。これ以外にも、アウトリーチ活動の一環で小中学生の無重力体験をサポートする立場で参加するなど、おもしろい経験をさせていただきましたが、これはまたどこかでお話しできればと思っています。

大学とは、求める者には開かれている場所です。逆を言えば、受け身でいたら漫然と時が過ぎ、多くのものを得るのは難しい。私も思い切って飛び込んでみたことで、自分の未来へのトビラを見つけることができました。今、そのようなトビラへの可能性を感じている方がいたら、ぜひ思い切って飛び込んでみてほしいと思います。たくさんのトビラを見つけて、一番魅力を感じるところに飛び込んでください。きっと、すばらしい未来につながっていくはずです。

パートナーとの出会い――怖そうな先輩から頼れる先輩に

ドアを開けた瞬間、人とぶつかりそうになり、思わず後方に飛び退きました。真っ赤なパンツにオリーブグリーンのタンクトップに、ビーチサンダル。ツンツン立った金髪と、鋭い眼光。チャリンと、胸にかけたネックレスが音を立てました……。

「悪い」

「いえ、こちらこそ、スミマセン」

夫と初めて一対一で言葉を交わしたときのことです。当時の私は学部三年生で、後に夫となったH氏は博士課程後期の二年目でした。地味な格好の人が多い理学研究科のなかで、夫のファッションは個性的で目立っていました。当時はエレベーター脇に喫煙コーナーがあったのですが、そこでH氏が時折空を見上げながらタバコを吸っている姿を目撃したことが何回かあり、同じ研究科になにやら（外見が）怖い人がいる……と思っていたものでした。次にまともに会話をしたのは、『いちご会』という学科イベントのときです。それぞれの大学、学部、研究科には独特なイベントがあるものですが、この『いちご会』もその一つ。朝から一日中、学科に所属する学生から教員までが一緒に運動をし、打ち上げをかねてみんなでイチゴを食べまくるという謎のイベントです。偶然にも、私とH氏の席は隣でした。

（何を話せばいいんだ？）

緊張した私の目に飛び込んできたのは、その日彼が着ていた鮮やかな花柄のシャツです。

「お花の柄が、お好きなんですか？」

ガチガチの私の第一声でした。その問いにふんわり笑って、

「別に」

と答えてくれたのを覚えています。その後は予想外にいろいろな話題で話がはずみ、H氏は私の中で〝怖い先輩〟から〝頼れる先輩〟に変わっていきました。

狭い研究科内にいて、先を歩む先輩方はとても魅力的に見えるものです。大学の専門授業は一般的な教科書がない授業も多く、試験やレポートという壁を乗り越えるのが難しいことがしばしばあります。そんなときに頼れるのが、同じ壁を乗り越えてきた先輩たちです。授業、試験、研究室での生活、卒業論文。乗り越えなければならない壁は少しずつ高くなり、心がくじけそうになったとき、H氏は私の愚痴や悩みを親身に聞いてくれ、適切なアドバイスを送ってくれました。時には皆でおいしいものを食べに行ったりイベントを楽しんだりしながら、自然と距離が縮まっていったのを覚えています。私が四年生で卒業論文の作成に必死になっていた頃、ちょうどH氏も博士論文の執筆真っ最中でした。私の学科では博士論文の予備審査や最終審査は公開なので、下の学年も聴くことができます。H氏の予備審査を聴きながら、その発表姿勢やプレゼンの美しさに尊敬の気持ちを新たにし、この人と一緒にいたら、自分ももっと高みをめざしていけそうだと思いました。そし

て、私が卒業論文を終え、H氏が博士号を取得した頃からお付き合いすることになりました。

夫は博士号取得後、所属していた研究室のポスドクとして職を得たため、一年間は近くで過ごすことができました。しかしその後、兵庫県の大学でポスドクとして働くことになり、私たちはいわゆる〝遠距離恋愛〟状態になります。当時は離れることは苦しく、先が見えずに落ち込んだりもしました。メールや電話でつながりを保ち、必死にためたバイト代で一〜二か月に一度会いに行くという生活をしました。ちょうどこの頃に発表された歌手・絢香さんの『三日月』という曲の歌詞が自分の現状と重なり、涙しながらずっと聞いていたものです……。とはいえ、遠距離恋愛は慣れてくると意外とよいところがあります。生活にメリハリができるのです。

「次に会いに行くときまでに、ここまで結果を出そう」

という気持ちで実験や学会発表などに集中することもできました。次に会うときに、胸をはって会いたい。結果を出して、驚かせたい。相手が尊敬している先輩でもあるからこそ、そのような気持ちは強かった気がします。ちなみに、

「キレイになろう」

という気持ちも大切だったということを、付け加えておきます。研究もおしゃれも、定期的な目標に向けて走り続けました。

私が博士課程後期二年生の冬、私たちは離れたまま入籍することを決めました。互いに

ポスドク（博士研究員） 博士号取得後、任期制の職について、研究に従事している者。

同僚のつぶやき
大学に寝泊まりし、目の下にクマを作りヨレヨレになりながら得た実験結果に高笑いする私、それを一緒に喜んでくれる研究室のメンバーたち……。強い絆が生まれるのは、自然なこと。

パーマネントの職
任期の定めのない研究職のこと。

行き来を続けながら、遠距離恋愛は四年目の終盤に差しかかっていました。入籍のきっかけになったのは、夫がパーマネントの職を得たことです。離れている状態に変わりはありませんでしたが、やはり結婚という形でけじめをつけて再スタートを切ることは大事だったと思います。特に、それぞれのことを心配していた親たちを思えば、結婚して二人の関係を継続していくという選択は私にとって自然でした。

「女性も自由に、やりたいことをやって生きていけるはずだ」

そう思ってはいたものの、私自身は専業主婦の母親に育てられたので、心のどこかに夫婦は共にあるべきという考えがありました。そのため、遠距離婚という形を取ることは、お互いの家族に受け入れられないのではいかという不安がありました。しかし、私と夫の両親は、私たちの結婚の形を認め、祝福し、応援してくれました。本当にありがたかったです。二人が離れている状態は変わりなかったのですが、結婚により、私には心強い新たな家族が増えました。そして、私たちの心持ちは大きく変わりました。より強くなった信頼感のもと、私は残り一年間と少しの間、博士号取得のための研究に集中して過ごすことができました。

博士号取得後の就職先は、夫婦同居か別居かの選択肢で迷う

前項で書きましたが、私は遠距離婚の状態で、博士論文を仕上げました。博士号の最終審査が近づいてくるのと同時に、自分の就職先を考えねばなりませんでした。アカデミッ

アカデミック
大学や公立研究所などのこと。177ページ参照。

BOSSのつぶやき
学会は就職活動に利用できる。自分が来年就職することを周知するのに便利。自分を知ってもらうのにも便利。8ページおよび178ページ参照。

クで研究を続けて行きたいという気持ちは早いうちに決めていたので、関連学会などでもアンテナを張って情報収集をしました。非常にユニークな技術で高品質なタンパク質結晶の育成を行っている大阪大学のM教授の研究室（後の就職先）を知ったのも、学会においてです。他に類を見ないM研究室の研究に魅力を感じ、ここで研究してみたいと強く思いました。さらに本音を言うと、M研究室が、夫がいる関西圏であるということも重要なポイントでした。指導教官のT教授と、大阪大学のM教授、二人の教授と相談の上、M研究室を研究場所として日本学術振興会の特別研究員の申請を行いましたが、力及ばず不採用。しかし、大変ありがたいことに、二年間の年限付きではありますが、M研究室からポスドクのお話をいただくことに。時をほぼ同じくして、学生時代に共同セミナーでお世話になっていた東北大学の別の研究室からも、助教（任期付き）のポストに挑戦してみないかというお話をいただきました。東北大学で助教か、大阪大学でポスドクか。大変悩んだ岐路でした。この選択に大きな影響を与えたのが、義父の一言でした。

二〇〇九年度も後半に近づいた頃、夫の実家に行く機会がありました。次年度の就職先候補が二つになっていたため、どうしても、義父に話をしておかねばという気負いがありました。夫とは別行動でしたので、私だけ先に最寄りバス停に到着。義父は、私が到着するバス停まで迎えに出てくれていました。二人で話をする格好のチャンスです。

「疲れていない？じゃあ、行こうか」

そう言って、私の荷物をひょいとかついで歩き始めた義父に、思い切って声をかけました。

私「あのー。就職先のことなのですが」

義父「うん。どうするのかな？」

私「えっと、以前お話した大阪大学の他に、東北大学の研究室からもお話をいただきまして……」

義父「うん。それで？」

私「大阪大学の方は、ポスドクという形で二年任期しかないのですが、東北大学の方は、助教で雇用してもらえて、任期も五年で、それで……」

義父「うん。でも、家族は、やっぱり一緒に住んだほうがいいよね」

私「……そっ、そうですよね」

この話題は、このときの会話のみで終了。私の中で、一つの決断ができた瞬間でした。元々、結婚して家族になったのだからできる限り近くで過ごしたいという気持ちを持っていました。一方で、キャリアの観点のみから考えれば、助教とポスドクならばやはり前者を選ぶべきではないかという気持ちも強くなっていました。今思えば、ここに書ききれないほどの強い葛藤があり、当時の自分の価値観ではその迷いを一人で解決できなかったために、義父に背中を押してもらったような形でした。

もちろん夫とも相談をしました。でも、当事者同士だとお互いに意地になったり、なかなか本当のことを言えないところも多いのです。自分で決めづらいとき、例えば相手に

「君の仕事のことも理解したいが、一緒に住むために自分のところに来てほしい」

と言ってもらいたいという、ちょっと卑怯な気持ちがあったのも事実です。相手に言われたから、相手のために自分はこちらを選んだのだという形は、自分を納得させるのに都合がよいところがあります。ですが夫は、一緒に住むということを重視する一方で、私のキャリアや気持ちを尊重したために、

「一緒に住みたいとは思っているけれど、自分の将来のことだから、自分の考えで決めてくれ」

と言っていました。自分で決めなければならない。それは、当時の私にとってはとても難しいことでした。

「本当は、私はこうしたい。でも、科学者をめざすのならば、こうあるべき」

いつも、自分の本音が、「めざすべき科学者への道」に反する甘えであるのではないかという葛藤がついて回っていたのです。そのようなときには、周囲の人たちの生き様や考え方は、とても参考になるものでした。義父との会話を経て、私は夫の職場と近い大阪大学のお話を予定通り受けることに決めました。

さて、自分の中では気持ちを決めましたが、次の山場は、東北大学で助教というお話をくださったU先生に、私の気持ちを伝えることでした。緊張しながら先生のお部屋をノックしたことを覚えています。満面の笑顔で迎えてくださったU先生は、私が本題を切り出す前に、私の博士論文に関していくつかの質問をくださいました。ホワイトボードの前で

議論しながら、いつ切り出そうかとそわそわしました。
私「あの、U先生。助教のお話のこと、お返事させていただこうと思いまして」
U先生「そうだね。どうする?」
そう聞かれた瞬間、私の中で、「家族と一緒に住みたいから、大阪大学のお話を受けます」と言うことに、ものすごい躊躇が生まれました。この決断の理由は、科学者のタマゴとしてあってはならない……。いろいろな思いが瞬時に頭を回った後、私は次のように答えていました。
私「はい。研究内容の点から、やはり大阪大学のお話を受けることに決めました」
U先生「えっ、それ本当? もしもそれが本当なら、僕は怒ってしまうよ」
私「え?」
しばらくの沈黙。
U先生「僕の研究室では、とてもフレキシブルにさまざまな研究をさせる環境が整っている。他にもたくさんのすばらしい研究室があるのはもちろんわかっているが、研究内容という点では、僕はどこにも負けない自信がある。丸山さんの決断の理由は、本当に研究内容?」
U先生にピシャリと言われ、頭の中が真っ白になりながらも、これは本音を話さねばと覚悟を決めました。
私「先生。実は、大阪大学を選ぶ理由は、研究内容だけではなくて、やはり家族一緒に住みたいという気持ちをあきらめられなかったからです。甘えたことを言って、すみません」

終わった……。自分のことを励ましてくれた大きな存在を、一人失った、と思い、うなだれながら立ち尽くしました。

U先生「そうでしょう？ 残念だけど、丸山さんなら、きっとそういう選択をすると思ったよ」

えっ？ と思い、顔を上げました。

U先生「僕にも大切な家族がいる。若い頃は海外に行ったときもあったけれど、妻とはずっと一緒だった。仕事は休んだり変えたりできるけれど、家族は変えられない。一緒にいたいという気持ちはとても大切だよ」

私の中の、大きく立ちはだかっていた「こうあるべき」の壁が、ガラガラと崩れていくのを感じました。その後しばらくU先生と雑談をしました。そして、

「しっかり頑張るように」

と、温かい言葉とともに、送り出していただきました。

これらの経験は、「家族を持ち、家族と一緒にいたい」という気持ちを優先することは、一つの歩き方として正しいということを、大先輩たちから教えてもらった貴重な機会でした。もちろん、別の選択をした研究仲間もいます。それはそれで、正しい。矛盾するようですが、さまざまな選択肢があってもよいということです。本書でメインテーマになっている研究とプライベートを両立する方法は、一つではない。最終的には自分で決断をし、

その結果得られる状況をしっかりと受け止め、そこで最善を尽くしていく。それができれば、全ての選択肢が正解になりうるのだと、今では思っています。個人のキャパシティには限りがありますので、いつどこのタイミングで、どのような優先順位を付けていくかを見極め、謙虚に現実と向き合いながら、引き続き未来に歩を進めていく。それが、生きていくということではないかと。

遠距離通勤で同居生活を実現させる

どこに住むか　夫の職場が播磨。私の職場が大阪府吹田市。近くに来たとはいえやはりそれなりの距離なので、別居か同居かを改めて考える必要がありました。考えるときに重要だったのが、生活費と時間の問題です。生活費を考えてみると、別居の場合には、家賃の他に光熱費、それぞれの食費に加え、週末婚にするのであればその分の交通費も必要ということになります。いろいろと細かく計算していくと、それなりに高額になります。同居の場合には、生活費は一緒に支払うことができますが、その分交通費がかかります。私の職場は、自宅からJR在来線で八〇分、その後バスならば乗り換えがスムーズに行って三〇分という距離でした。バスと在来線の定期券だけで、一か月六万円前後という計算です。ただでさえ遠距離で時間がかかりますし、在来線ではほぼ座れないために時間の有効活用が難しい。そこで、新幹線を使うことを考えると、ここにさらにプラス三万円前後。交通費だけで一〇万円弱という形になります。それでも、居を二つ構えることを考えれば同居

Gメール（Gmail）
Google社提供のフリーメールサービス。クラウド上にメールを保存できるため、インターネット経由で、いつでもどこからでもメールをチェックできる。

エバーノート(Evernote)
ノートを取るように情報を蓄積できるウェブサービスまたはそのソフトウェア。

の交通費の方が安いというのが事実でした。一方、時間の問題について考えると、通勤に時間がかかる以上、自宅にいる時間と職場にいる時間がそれぞれ短くなります。早起きをしての生活。そして、残業をまったくせずに定時に帰るとすると、学生の頃のようにのんびりペースでの仕事はできません。実験はどうなるだろうか？ 会議は？ 不安もたくさんありましたが、まずはやってみて、それからまた考えようということで、同居して遠距離通勤を始めました。

三〇分の新幹線通勤でできること　新幹線、JR在来線、そしてレンタサイクルを使った片道一〇〇分弱の遠距離通勤。現場にいられる時間が短いため、この片道一〇〇分弱の時間をいかに効率よく使えるかが工夫ポイントになりました。まず、新幹線の時間はおよそ三〇分。最も混み合う時間さえ避ければ、ほぼ確実に座って行くことができるため、パソコンでの作業が可能な時間です。通勤時には主に、メールの送受信や文書（学生の学会アブストラクトや論文など）の添削作業を行っていました。差し迫った仕事がある場合には、そちらを優先させることも。大学にはいなくても、往復で一時間のデスクワークタイムです。

一五分の電車内でできること　JR在来線は、一〇～一五分。残念ながら、ほぼ確実に座れないので、パソコン作業は不可。そこで、スマートフォンでの作業を試してみました。Gメール（Gmail）やエバーノート（Evernote）を使ってメールや文章書きを試したこともありましたが、時間が短いために頭を使ってアウトプットする作業には向きませんでした。うまくいったのは、アプリを使って本を読む、勉強したい内容がまとめてあるウェブページを読むなどのインプット作業の方です。一五分という短い時間のため、教科書のような重い内容ではなく、比較的軽く読めるレベルのものがオススメです。残りのレンタサイクル（自転車）時間ですが、ここは「一日往復で四〇分の強制的な運動時間」と割り切ることにしました。つまり、気分転換の時間です。ＪＲ茨木駅から大阪大学までの道のりは、アップダウンありでかなりの運動になります（特に行きが登りですので大変です）。あえてジムなどに通わなくても、一日二回自転車で汗だくになればとりあえず十分だと思いました。夏場は汗だくで職場に着きますので、着いた後のリフレッシュアイテムを充実させて、その後の業務に取りかかるように工夫しました。

遠距離通勤の最大のネックである通勤時間。紹介したように使えば、効率のよい仕事時間に早変わりです。最近では、仕事のやり方にさまざまな考え方が出てきており、「職場にいる時間＝仕事時間」というのはもう古い考え方になりつつあるのでしょう。うまく気分転換をはかり、自分の生活パターンに合わせた〝仕事テンプレート〟を作り出すことで、不利な状況はチャンスに変えられると実感したのも、この通勤時間の仕事がうまく回ったからです。私はまだ利用したことがありませんが、本を耳で聴くオーディオブックなども出てきています。混雑した電車で長時間通勤を余儀なくされる方々は、このようなサービスも有効かもしれません。この先も、便利なアイテムやアプリを発見しながら、細切れ時間の活用法をブラッシュアップしていきたいと思っているところです。

教授、妊娠しました……。

大阪でポスドクのポジションを得て、「自分にしかできない結果を出そう」とやる気満々で毎日を過ごしていました。遠距離通勤にも少しずつ慣れ、細切れ時間を自分のスキルアップに使うことができるようになり、これなら続けていけそうだと手応えを感じ始めた初夏の頃のある日、自転車をこぐ自分の体に違和感を感じました。異常に疲れる、動悸息切れが激しすぎる……。妊娠した合図でした。仕事はまだ始まったばかり。うれしいはずの妊娠が、研究者としての自分の足かせのように感じてしまい、深く苦悩したのでした。

仕事から帰って自己診断で妊娠の事実を知りましたが、かなり気が動転し、頭の中がこれから先の見えない未来でぐるぐる回っているような気分でした。直後に相談したのは、やはり母親です。母親といろいろなことを話しました。そして、夫が帰宅するまでの間に私の中では「子どもを産むのだ」という覚悟と、「子どもを産むためには仕事は辞めなければならないのだ」という覚悟ができあがっていました。今思えば二つめの覚悟は不要だったのかもしれません。ですが、仕事に対する情熱に燃え、研究者とは一〇〇%研究に専念しなければならないという思い込みがあった当時の私には、子どもか仕事かの二者択一に思えたのです。帰宅した夫に二つの覚悟を伝えたとき、夫は子どもができたことを心から喜んでくれ、そして続けました。

「仕事を続けるかどうかは、ちゃんとボスに相談して、それから冷静に決めてくれ」

研究室のM教授に妊娠の事実を伝えることができたのは、それから二週間ほどしてからです。その頃私は、タンパク質や有機低分子の結晶を成長させる仕事をしていましたが、顕微鏡下で新しく結晶が現れているのを見て同僚と喜び、そしてこの楽しい仕事を辞めなければならないのだという悲しみを押し隠しながら過ごしていました。意を決し、M教授とY准教授がいらっしゃる部屋にお伺いしたときのことです。

丸山「あの、先生。お伝えしなければならないことが、あります」

M教授「あ、なんとなく、わかります。おめでたですか？」

丸山「なぜ、おわかりに……」

M教授「先日の懇親会で、お酒を控えておられたようすだったので。おめでとうございます！」

さすがの先手を打たれ、うろたえつつも、私は続けました。

丸山「先生、申しわけありません。妊娠しました。仕事を始めたばかりなのに、申しわけありません。こうなった以上、仕事をやめなければならないのかと」

M教授「いえいえ、なにをおっしゃいますか。丸山さん、真面目すぎ。子どもは国の宝ですよ。引き続き、ご無理のないように研究を進めながら、元気なお子さんを産んでください。本当におめでとうございます。」

Y先生「丸山さん、おめでとうございます」

緊張のあまり先生方のお顔を正面から見られなかった私は、この予想外の言葉に驚き、初めてまともに顔を上げた気がします。そこには、M先生とY先生の満面の笑顔がありました。私は、部屋に入る前と部屋から出るときで、きっと別人のようだったと思います。子どもを産んでいいのだ。働き続けていいのだ。誰かの許可が必要なことではないかもしれませんが、どうしたらいいのかわからず迷っていた私に、先生方が道を教えてくれたのは事実です。そして私は、さわやかな晴れ晴れとした気持ちで、実験室に向かいました。

多くの研究者のタマゴたちや若手研究者が、研究に一〇〇%集中したい、あるいはしなければならない、と思っています。間違いではありませんが、とても辛い覚悟だと感じます。特に「いつか子どもを産んで育ててみたい」という気持ちを持っているとしたら、一定の期間は研究に一〇〇%集中することができなくなります。ポスドクの場合には、限られた任期中に少なくとも数か月のお休みが必要になりますので、葛藤が生まれます。任期付きの職をつないで、いつかパーマネント職を得たいと思い研究を続ける女性研究者にとって、産み時はとても難しい問題なのです。今なのか? いつなのか?・私もそうでした。考えても、「このときならば仕事から離れてもいい」と思える時期は思いつきませんでした。さらに言うと、いざ産もうと思っても都合よく子どもを授かる保障はどこにもありません。そして私がたどり着いた答えは、「授かったときが産む時」という覚悟でした。

アカデミックポストの場合には、職場の人数も少なく、代わりになる人間がいないことが多いのが事実です。大企業のようにバックアップ体制が整っていないのです。そのため、出産・育児で現場から一時いなくなる場合には、状況次第で仕事を別の方に譲らなければならないと私も考えており、それゆえの退職覚悟でした。私の場合には、幸い研究室の教授をはじめ、スタッフの多くが出産育児に理解がありましたので、仕事を続けながら妊娠期間を過ごすという選択ができました。大変ありがたいことでした。他の多くのアカデミックポストでも、同様の選択肢が選べるようになることが理想的と思います。別の項でも触れますが、最近は任期付きの職の場合も、ライフイベント中に利用できるサポートが整えられつつあります。職場にいられる時間が短くなる分、自分自身の時間効率をしっかりと上げ、さらに利用できるサポートは徹底的に利用することで、周りの人たちにかかる負担を少しでも軽くする努力は必須です。周りの人たちへの感謝の気持ちを大切にし、将来同じ状況を迎えた人が出てきたら、自分がしてもらったように支えていく。そのような時間を超えた「良い連鎖」が、女性研究者の人生を豊かにしていくのではないでしょうか。私は一生、「子どもは国の宝ですよ」というM教授の励ましを忘れません。いつか、後進の研究者たちに同じ言葉を送り、時空を超えた恩返しをしたいと思っています。

二つの心と二つの体――母としての自分、研究者としての自分

一人目を授かって妊婦となりましたが、教授と相談の上、ぎりぎりまで勤務を続けると決めて仕事を続けていました。しかし、この時期の無理がたたって〝切迫流産〟という状態に陥ってしまいました。切迫流産とは、赤ちゃんが流産しかかっており、危険な状態であることを意味します。軽度な状態から重度な状態までさまざまで、症状によって行動制

限が異なります。これればかりは個人の体質的な違いも大きく影響する問題です。例えばものすごくアクティブな妊婦さんが、出産ギリギリまで元気なケースもありますし、注意深く生活していた妊婦さんが切迫流産になるケースもあります。

ここからは一つの例と思ってお読みください。妊娠は、病気ではありません。ですが、間違いなく〝普通の状態〟でもありません。どのような妊娠生活を送ることになるかは、前述の通り本人の体質もあるので「これを守れば大丈夫」という線引きはできないのが現状です。敢えて言えば、それぞれの体質に合わせたやり方を模索しながら、絶対に無理をしない生活を続けていくのが正解と言えるでしょう。私の場合には、体質もありましたが、思い返してみれば無理があったのだと思います。一つ目の無理は、身体的な無理。そして二つ目の無理は、精神的な無理です。

職場が遠い以上、長距離移動は私には必須です。しかし、毎日三時間以上の移動時間があるという状況は、妊婦にとっては負荷が大きいものでした。妊娠が発覚してからは、現場での作業は同僚たちがそっとサポートしてくださったので、それほど負荷はなかったと言えます。また、大学には妊娠時期に出勤時間をずらしてもよいという制度があったため、混雑時間を避けて出勤することもできました。ですが、この毎日の移動、そして出張（こちらも長距離移動がネック）が、身体的な負荷になっていました。これに加えて深刻だったのは、二つ目の精神的な無理です。母になるのだという自覚をし、授かった命を絶対に守るのだという気持ちになっている自分。限られた時間の中でも絶対によい結果を残したい、周りの人たちに迷惑をかけたくないという気持ちの研究者としての自分。体は一つなのに、心の中には二人の人間がいるような期間でした。片方が満足できる状態のときは、もう片方が不満足。いつでも矛盾を抱えていてとても辛い思いをしていましたが、体が動いている限り、私の中ではいつも研究者としての自分が最優先でした。結局、この心の不安定は身体的な別の〝無理〟も生んだはずです。そんな矢先、体調をくずし、赤ちゃんが流産しかかっている〝切迫流産〟の診断を受けたのです。

「仕事に行くというのなら、赤ちゃんの命はあきらめなければならないよ」

主治医の言葉に、後頭部を殴られたような気持ちになりました。

結果的に、診断後状態が安定するまで仕事をお休みすることにしました。一回目の妊娠のときは最も症状が軽く、二週間ほどの自宅安静で症状が安定したため、復職し、産前休業に入るまで仕事を続けられました。私の場合全部で三回の妊娠期間がありましたが、結局三回とも切迫流産になってしまいました。二回目、三回目は、それまでの経験もあったので無理は極力避けていたものの、通勤の負荷は避けられないものでしたし、やはりいつもどこかで心に矛盾は抱えていたのだと思います。二回目は、二か月半ほど自宅安静で過ごし、その後復職して産前休業に入るまで仕事を続けることができました。最もひどかったのは三回目で、妊娠五か月目で陣痛が来てしまい、緊急入院しました。昨日まで元気に動き回っていたはずが、突然絶対安静で、点滴を受けながらひたすら横になっての生活です。二週間と少し経った頃、絶対安静継続を条件に退院しましたが、その後出産まで復職はできませんでした。出産後も育児のために仕事を休むつもりでいたので、結果的には、まったく準備なしに突然職場からいなくなり、一年半近く不在になったということです。周囲の方々への影響はかなり大きかったと思います。

何かを失うかもしれない状況になったとき、初めて見えてくるものがあります。優先すべきものは何か、です。もう少し言い方を変えると、自分にしかできないことは何かを見極めるということです。自分が選んだ研究職は、ある意味で〝オンリーワンが求められる仕事〟と思っていました。ですが、強制的かつ緊急に職場を離れることになったとき、私がいなくなっても現場は回ったのが事実です。もちろん何もせずに回ったわけではありません。電話、メール、スカイプ（Skype）、ライン（LINE）。ありとあらゆる情報伝達手段を用いて、自分の仕事を他の人になんとか引き継いでいただける努力をしました。そして、現場に残っていた同僚や学生の皆さんも、〝人命がかかった緊急事態〟ということで、全面協力してくれました。その結果、多くのことをなんとか引き継いでいけました。また、どうしても引き継ぎきれなかったことは、一時期中断という形を取ることもできました。おなかの赤ちゃんはすでに命を持ってそこにいて、人の命よりも大切なものはないのです。多くの人たちに迷惑をかけてまで守るべきものだったのか、という問いに、間違いなくイエスと答えられます。

このときの経験から、いつどこで何が起こるかわからないこの時代、オンリーワンの仕事に誇りを持ちすぎるのは危険だと感じるようになり、働き方を意識的に変えはじめました。

自分しか知らない。自分にしかできない。そのような孤立した関係性だけで研究現場が成り立っていたとしたら、いざというときにすべてが止まってしまうからです。大企業と違って個人プレーになりがちな研究現場ですが、例えば実験ノートを取るときに「これを読んだだけで同じステップを再現できるように」と意識しておくだけでもまったく違います。また、デスク周りや実験室周りを誰が見ても理解しやすいように整理整頓しておくことは、緊急時の引き継ぎをスムーズにするだけでなく、日頃の業務効率も劇的に向上させるでしょう。私が最近生活に取り入れ始めたＰＤＣＡ（Plan-Do-Check-Act cycle）ノートという方法も有効だと思います。簡単に説明すると、ＰＤＣA法は自分の仕事の進め方の計画を立て、行動し、それをチェックして何が問題だったのかを反省し、よりよい方法に向けた行動を考えていくという〝業務を継続的に改善していく方法〟です。ＰＤＣＡノートは、この進め方を手書きのノートに残していくという方法なので、日々の仕事のノウハウが自ずと形に残っていきます。いざとなれば、このノートもよい引き継ぎ資料になります。そして何と言っても大切なのは、人を育てておくことです。同僚や学生たち。研究の世界では、年齢だけで上下は決まりません。時には学生の方が秀でていることもあります。自分は何が得意なのかを把握し、その着眼点や考え方、作業のコツを可能な限り共有していくことが人を育てることだと思います。技術もノウハウも、出し惜しみしないでさらに高めていく。人と人の化学反応を楽しみながら、自然な形で仕事を共有できる準備をしておけば、いざというときに必ず役に立つときが来るはずです。

最後に、改めてここに書きたいのは、絶対に無理はしないでほしいということです。やはり、何もなく予定どおり勤務継続ができるに越したことはありません。そして、万が一私と似た状況になってしまった方がいたとしたら、自分を責めずに、そのときの最善を尽くされることを祈ります。私が三回の妊娠で三回とも切迫流産になってしまったという事実を書いたのは、苦労自慢ではありません。〝注意していても起こるときには起こってしまう体調不良〟が、存在することをお伝えしたかったからです。落ち込み自分を責めていたときに、当時の私を支えてくれたのは、現場の先生方や家族の励まし、そして同じ状況を乗り越えた切迫流産経験者の体験談でした。経験者の皆さんは、一定の時期は自分を責めていた方がほとんどですが、気持ちを切り替えてその期間を過ごし、多くのケースで新しい命を迎えていました。私もそうなりたいと強く思い、気持ちが切り替わりました。自分を責めることはプラスを生みません。新しい命に出会えるよう、母としての自分を大切にしながら過ごしていただければと願っています。

育児中の時期にどんな工夫ができるか：研究の現場から離れないための努力

産後休業の後、ある一定の条件を満たしていれば、子どもが一歳六か月に達するまでの間に育児休業を取ることができます。私の場合には一人目と二人目のときには育児休業を取得できました。また、三人目のときには、冒頭にもあったように育児休業が取れなかったために、一度退職をしました。状況は同じではありませんが、私の場合は、すべてのケースで研究に関わり続けるという選択をしました。研究の現場から完全に離れてしまうと、戻ろうと思ったときに変化に対応しきれないと考えたからです。また、指導に関わっている学生がいたのもその大きな理由の一つです。学生にとって一年間指導者がいなくなることは深刻です。同じ研究室の他のスタッフがフォローに入るとはいえ、やはり完全にお任せするわけにはいかないと思い、現場とのコンタクトを続けることにしたのです（このあたりの考え方は人それぞれです。休みなのだから完全に休んでしまえというのも一つのやり方です）。ここでは、現場作業時間が減る時期（妊娠しながら仕事を継続している時期や、育児しながら仕事を継続する時期）や、現場を離れている間（産前産後休業期や育児休業期など）に、どのような工夫ができるのかなどを例としてお話ししたいと思います。

サポートしてくれる専任の人材の確保　現場作業（実験）をどうしたかについてお話しします。さまざまな理由から現場作業が短くなる時期に、自分の仕事をサポートしてくれる専任の人材を確保できるかどうかはとても重要です。私がＪＳＴ（科学技術振興機構）で雇用されていた頃は、ライフイベント中の人間のためのサポート・システムが充実していたので、こちらの制度に申請して男女共同参画促進費を得ました。このお金は、実験補助者の雇用にも使えるために、現場の人員を増やすことができてありがたかったです。その他、当時の勤務先であった大阪大学には研究支援員制度というものがあり、こちらも現場作業のサポート人員を増やすことができました。申請者の状況に応じて支援研究者もしくは研究補助員を雇用し、実験補助や研究に関わるデータ収集・資料作成などを分担してもらう大阪大学の男女協働推進センター http://www.danjo.osaka-u.ac.jp/career/support-system/#a1

ことができます（人的サポートは、大阪大学の男女協働推進センターのホームページを参照）。どちらも基本的には自分が現場にいる状況で利用が可能というルールがついていましたが、人が増えることで、休みに入る前もしくは休み明けに業務を加速的に行って区切りのよい状態をめざすことができました。その他、十分な準備期間があるなら、学生や他の現場スタッフに実験技術やその他の引き継ぎをしておくのが重要です。現場にいられないときのコンタクトの取り方、実験などで困ったときの対処法なども、事前に伝えておくととてもスムーズでした。

個別指導や会議はスカイプやドロップボックス活用　個別指導や会議などの参加についてですが、現場で手を動かす必要がないこれらの業務は、今は遠隔でもかなり違和感なく参加することができます。私が主に用いたのは、スカイプというシステムでした。インターネット接続環境とカメラ付きのパソコンがそれぞれの場所にあれば、無料でテレビ会議ができます。最近では複数箇所に分散した人間同士でグループ会議をするのも無料になりました。多少のタイムラグがあっても、音声に加えて画像があるのはとても大きな違いです。共通の資料を指差しながら話をするのは相互理解を深めます。そしてなにより、相手の表情が少しでも見えると、話題に対してポジティブなのかネガティブなのか、理解がスムーズに進んでいるのかそうでないのかなどが判断できます。もちろん限界はありますが、一対一、もしくは数名の会議であればかなり頼りになるツールと言えます。同じようなツールとして、グーグル（Google）が提供しているハングアウト（Hangout）や、アップル

（Apple）が提供しているフェイスタイム（FaceTime）もオススメです。個々にあったものを選択して使われるとよいと思います。

日常のデータのやり取りに便利だったのは、ドロップボックス（DropBox）です。例えばグループを作成しておき、メンバーでそこに共有資料や実験データを入れていきます。ある程度の量まで無料で使うことができ、設定しだいでメンバーの誰もが資料の加工やダウンロードができます。容量が限られている無料設定でも、定期的な整理をすれば十分有効活用ができました。生データを見る必要があるときなどにも便利です。スマートフォンからでもDropBox内のデータを見ることができますし、必要なアプリさえ入れておけば簡便な作業も可能です。資料に目を通すなどは移動時間などでも十分できますので、細切れ時間の有効活用には心強い味方です。最近では同様のクラウドサービスがたくさんありますので、こちらもご自身やメンバーたちに都合が良いものを選択されると良いでしょう。

メール活用で注意すること　王道ですが、メールも駆使しました。メールの利便性は、ここで私が言うまでもないことでしょう。ただ、駆使したからこそたくさんの失敗もしていますので、失敗から学んだコツを少しだけご紹介します。まず、メールは簡潔で短くあるべきだと思いました。思いが強すぎるとだらだらとそれを書いてしまいがちですが、メールを作成する時間も無駄、そのメールを読む相手に対しても負荷をかけてしまうというネガティブスパイラルが起こうます。自分の中で、ある程度文字数を区切る、もしくは一つのメールにかける時間上限を設けるなどの工夫も手かもしれません。次に、メールで相手に不快な思いをさせない心遣いは必要と思いました。メールはただの文字なので、読み手の感情によって受け取られ方がかなり左右されます。当然の主張だとしても相手が責められていると感じるような内容は、メールでの伝達を避け、直接電話などで話をする方がすれ違いを生じません。先に述べたことと逆の主張に感じるかもしれませんが、短いメールでも言葉遣い一つであたたかみのある文面に変わるものです。

また、とても基本的なことですが、宛先を毎回チェックすることを勧めます。人とやり取りを繰り返していると、知らないうちにメールの宛名のCCに他の人が追加されていることがあります。自分のメールを受け取るのは誰なのか。受信者全員にとって不適切でない内容かを、最後のクリック前に立ち止まって考えるだけで、多くの失敗を防ぐことができます。添付ファイルに関する失敗もありました。便利ゆえ、さまざまな書類を添付してメール送信することが増えています。しかし、サイズが大きすぎるファイルは相手のメールサーバを圧迫しますし、受信者にも負荷をかけます。一番丁寧なのは、ファイルを添付したメールを送信する前に、相手にファイルサイズを伝えた上で添付の可否を確認してから次の行動に移るというやり方です。事前の確認をしておけば、例えばファイルにパスワードを付けてほしいなどの要望にも応えることができます。送信するファイルサイズが大きい場合には、宅ふぁいる便などのデータ転送サービスも有効でした。

大変便利な世の中になっており、紹介したようなさまざまなサービスで業務効率は飛躍的に高まるはずです。私自身、これらのおかげで移動や自宅の細切れ時間をうまく活用することができました。ただ、人や組織によっては、セキュリティの問題でデータをメールやファイル転送サービス、クラウドサービス上でやり取りしないと決めている場合もあります。一度情報が流出すると、それを止めることができなくなるという怖い面もあるためで、知的財産保護の観点からは致命的です。そのあたりの考え方はお互いに逐次確認しあいながら進めていけばよいと思います。

プライベートとのメリハリ　この項の最後になりますが、メリハリをつけることが最重要であったということを追記しておきます。今でもたまに陥る状況ですが、仕事を自宅に持ち込みすぎると、家庭がおざなりになったり、自分自身の中に「どちらも中途半端」という大変行き場のない感情が発生します。いつでも仕事ができる環境を作ったら、仕事をする時間、しない時間を自分で制御する訓練が必要です。集中して仕事をこなし、家族との時間をたっぷり、堂々と楽しむ。私もまだまだ訓練中です。

一人目、二人目、三人目！

私は現在、三人の子どもの母親です。三回出産をしていますが、妊娠時期、育児期の感情や過ごし方は、三回ともまったく違いました。ここまでに書いてきたことは長男出産時のことが多いのですが、この項では三回の出産・育児の違いなどを書いてみます。

まず一回目は、何と言っても精神的に不安定な面が強かったと言えます。妊娠も初めて。職を得て働きはじめて間もないころ。自分の中に頼れる経験がなく、手探りの時期でした。

不安でインターネットなどで調べると、ネガティブなことや神経質になりすぎる内容ばかりが目についたことを覚えています。また、自分の中の理想の研究者像と、現状の自分の乖離が苦しかったのも事実です。考えてみれば仕事に就いて間もないころには、ライフイベント期を迎えながら仕事を両立するロールモデルは知らなかったのです。最前線でバリバリ輝く女性研究者……その姿ばかりがめざすべきロールモデルでした。一言で言えば自己矛盾がいつもついてまわっていたのです。仕事をしていれば中途半端な母親としての自分を責め、子どもと向き合っていればいっこうに進まない仕事を思って焦り……です。人の目もとても気になりました。心底楽しむことができず、まったくもったいない時期だったと言えます。過去に戻ってそのときの自分に会えるなら、もっと現状を楽しんでいいのだと教えてあげたいです。そして、変な責任感で意味もなく自分を苦しめないように喝を入れてあげたいです。

二回目の妊娠出産時期は、一回目の経験もあったので、ある程度落ち着いて進められました。前回の失敗を活かしてより充実した時期を過ごすべく工夫をしました。現場を離れる準備なども比較的スムーズだったように思います。ただ、一回目と大きく違うのは、すでに子どもがいたということです。育児しながらの妊娠期は、「子どもは思い通りにならない」という大きなストレスが上乗せされました。冷静に考えれば、子どもは別の人格ですので思い通りになるわけがないのですが、渦中では冷静になれないときばかりです。子どもの視点から見れば、理不尽な親だったことでしょう。一方で子どもの存在は、一人になってクヨクヨする時間を消してくれました。そんな暇はないのです。「とにかく、日々を回していかねば」の意識は、余計なことを考えさせないという意味でとても大切です。子どもからたくさんの癒しももらいました。子どもの存在が、喜怒哀楽すべての感情をあらゆる方向に増幅させた感じです。

得られる社会保障のことを書くと、勤務をはじめて数年が経過していたため、育児休業に加えて育児休業給付金を受けることができました。現場を離れていても一定の収入がある、つまり金銭面での精神的な圧迫がなくなりますので、非常に有難く大切なことです。保育所関係でも、すでに長男を預けていたためとてもスムーズでした。兄弟がいて育児休業中の人には「育児休業枠」というものがあるため、保育所の優先順位がかなり上がるのです。一歳になった次の日から保育所に入ることが早々に決定しました。三回の妊娠・出産期間の中で、最もうまくいったといえるかもしれません。あえてこのときの自分に何か言うとしたら、「もっと子どもとダンナさんに優しくしてあげて」の一言です。

三回目は、すでに述べたように身体的には一番問題が多い妊娠期間を過ごしました。切迫流産によるまさかの職場からの早期離脱は、自分にとっても周囲にとっても衝撃が大きかったのは事実です。二回目と同じように過ごせると思い、そのペースで準備を進めていたこともあり、現場を離れた直後はどうにもならない状況でした。絶対安静なのに、点滴を打ちながら病院のベッドの上でメールの送受信や論文執筆のためのパソコン作業をし、主治医や看護師からものすごく怒られました（携帯やゲーム、パソコンの持ち込みは許可

保育所と保育園の分類は187ページ参照。

されていた病院ですが）。焦ってどうしようもなくジタバタしていたとき、当時所属していた研究室のＭ教授からいくつかのありがたい法話などをご紹介いただき、励まされ、その時期の状況をようやく受け入れることができたのを記憶しています。その後は自分と夫の両親に交代でサポートしてもらいながら回復につとめました。三回の妊娠期間の中で夫が最も頑張ってくれたのもこのときです。両親が帰宅した後（遠方のため、短期間のみ来てもらっていました）、私が出産するその日まで、二人の子どもの送迎、夕食の準備や自宅での子どもの世話を引き受けてくれました。三人目の子どもが無事に生まれたときには「多くの方に支えられながら、私と主人で産みました」と素直に言葉がこぼれたほどです。

三回目は、子どもが生まれてからもいろいろな問題が発生しました。冒頭に書いたように、大学の雇用規定と育児休業取得条件の兼ね合いで、育児休業が取れずに退職を余儀なくされました。その結果、一番上の子どもは小学校の学童保育にいられなくなりました。育児休業給付金が受け取れないことは経済的な面で厳しかったのですが、一番厳しかったのは保育所関連です。産後休業が終わってから仕事をしていなければ、二番目の子が保育所から出されてしまいます。一方、次男が通う保育所や近隣の保育所で生後二か月の子を預けられる所はなく、親としてもまだ手元で育てたいという気持ちも強いものがありました。そこで、正式に業務委託契約を結び、在宅で文章を書く仕事をはじめました。細切れ時間をうまく利用しながら仕事を進め、三人目の保育所申請をしましたが、今回は「育児休業枠」の対象ではなかったために保育所の選考で落ちてしまいました。現在（執筆時の二〇一七年一〇月現在）三番目の子は待機児童です。状況としてはなんとも踏んだり蹴ったりです。

しかし、その状況を受け入れた後は精神的に安定し、子どもたちとの時間を有意義に過ごせるようになりました。今が一番育児を楽しめているといえます。これまでの経験が、自分自身の成長にもつながっているからです。以前は大変だと思ったことも、難なくこなせるようになりました。精神的な余裕があるので、一回目、二回目のときには気づかなかったことにもたくさん気づくことができます。子どもたちを見つめながら過ごすこの時間は、今しかないかけがえのない時間だととらえ、復職の時を待ちながら日々を大切に過ごしています。

「よく三人産んだね」

たびたびそう言われます。肯定的な言葉のときもあり、逆に否定的に言われていることもあるのでしょう。自身の苦労も、周囲への負荷も確かにありました。それでも、自分では今までの歩みを肯定できています。子どもの人数が増えるということは、苦労も二倍、三倍になると思われがちですが、実際には自分や夫も経験を積み、先に生まれた子どもたちも成長していくので、一人目のときにヒーヒー言っていたとしても、なんとかなるものです。増えた苦労を補って余りある幸せもあります。幸せにあふれた大変な時期を越え、子どもたちが大人になっていくのが楽しみです。いつか日本を支える人材を三人育てているという事実は、親として誇るべきことだと思います。

細く長くでも、研究を

三回の妊娠・出産を経て（現在も子育て真っ最中ですが）思うことは、「細くてもいい、どんな形でもいいから、長く研究に関わっていきたい」ということです。なぜ私は研究をやめなかったのか。それは、研究が好きだからです。世界中、誰も知らないことを最初に発見する喜び。その発見から、役立つ技術を作り出す充実感。そして、研究を通じて得られる暖かな人間関係。ここ数年では、人を育てることの難しさと大切さ、感動も実感しています。それらすべてが、私の生きがいです。これからの人生でも、このキラキラと輝く研究の道を歩み続けたいと願います。

執筆を始めたばかりのときは、「ライフワークバランス」という言葉にあるように、バランスをとることが大切だと考えていました。ところが、これまでの経験を振り返りながら執筆を進めていくにつれ、考えが変わりました。二つを分けるよりも、高い次元でライフとワークを融合させる「ライフワークインテグレーション」という言葉の方がしっくりくると気がついたのです。これから先も、時には今のように人生の大半を育児やプライベートに割く時期もあるでしょう。ですが、弱気・卑屈にならずに目の前に現れたチャンスに挑戦し、その時々の最善を尽くしていけば、きっと道は続いていくはずです。あきらめないこと。常にサイエンスと共にあること。家族とたくさん笑いながら、オリジナルの研究者人生を紡いでいく覚悟です。

人生設計にしばられず、今のチャンスを優先する

●定年後にでも一緒に暮らせれば●

大友陽子

物事は計画通りにいくとは限らない。だから、そのときに目の前にあるチャンスをつかもう。そう思ってやってきた。講座の先輩との結婚。お互い研究者なので、若いうちはどこで職が見つかるかわからない。数年ごとに転職するかもしれない。一緒に暮らせないのは当たり前だね、と二人の気持ちはゆるがず、別居婚をスタートさせた……。

最古の生物の痕跡を岩石から復元するのがライフワーク

私の研究テーマは、地球化学、地質学、岩石鉱物学にまたがり、太古代（三八〜二五億年前）の環境やそこに生息していた微生物の活動を、岩石の各種分析から復元するというものです。大学の学部四年のときから取り組むライフワークですが、ここでは、博士課程での研究業績を簡単に紹介しましょう。

生命はいつ地球上に誕生したのでしょうか？　古い岩石の中に生命の痕跡が見つかれば、その岩石が形成されたときには生命が既にいたと考えられます。ですから、岩石の年代がわかれば、「いつ」という問いに答えることができます。ここで、生命の痕跡というと、化石を想像されるのではないかと思います。太古代は骨格を持つような高等な生物は生息しておらず、そして、微生物だけが繁殖する世界だったと考えられています。ですから生命の痕跡を見つけたければ、岩石の中に残るミクロンサイズの微生物化石を顕微鏡で探すことになります。微生物の化石を含んだ古い岩石は、長い時間をかけて地下深部に埋没し、微生物の化石もその過程で圧力と熱を受けるため、非常に古い岩石の場合は炭素のみからなる鉱物、グラファイトに変化してしまいます。

さて、西グリーンランドのイスア地域には約三八億年前の岩石が分布しています。この地域では、細かく砕かれた岩石片が降り積もってできる堆積岩の中にグラファイトが発見されており、これが最古の生命の痕跡だと考えられてきました。しかしながらその後の研

筆者のプロフィール

二〇一一年東北大学大学院理学研究科修了。博士（理学）。二〇一一年海洋研究開発機構高知コア研究所研究員。二〇一五年北海道大学大学院工学研究院環境循環システム部門・特別研究員（SPD）（原稿執筆時）を経て、二〇一七年一一月より特任助教。

究で、生命とはまったく関係のない、無機化学的なプロセスで生成したグラファイトも同じ地域にあることがわかりました。この二種類のグラファイトを見分けるのが難しいことから、「最古の生命の痕跡探し」は難航していました。

私たちの研究グループは、⑴イスア地域で生物由来のグラファイトを新たに見つけること、⑵生物由来グラファイトと無機由来グラファイトの特徴を比較して、見分けられるようにすることを研究目的としていました。イスア地域はグリーンランドの最大都市ヌークから北東約一五〇キロメートルに位置しており、ヌークからイスアまではヘリコプターで移動。イスア到着後は二～三週間の野営生活を送りながら調査を進めました。現地調査ではグラファイトに富む岩石を発見することができました。この岩石を分析したところ、堆積岩で、含まれるグラファイトは周辺の岩石と同じように地下深部に潜り込んで高い温度や圧力にさらされていたことがわかりました。

新しく発見したグラファイトと無機反応で生成したグラファイトの特徴を比較するため、高解像度の透過型電子顕微鏡で観察した結果、堆積岩中のグラファイトは数一〇〇ナノメートルのチューブ状構造や多面体構造を持つ粒子で構成されていたのに対して、無機由来グラファイトは比較的均質なフレーク状構造を持つ粒子で構成されていることがわかりました。これらの構造の違いは、新しく発見されたグラファイトの前駆物質が多様な炭素骨格を持つ生物由来有機分子を含んでいたのに対し、無機由来グラファイトは薄膜状結晶として形成されたことにもとづくものだろうと考えました。その他さまざまな観察・分析結果を総合することにより、イスア地域の生物由来グラファイトと無機由来グラファイトが異なる特徴を持つことを、初めて明らかにすることができました。このグラファイトに富む層の発見は、約三八億年前の海洋には既に微生物が生存しており、その生産性は炭素に富む堆積層を形成するほど高かったことを示唆していると考えられます。

ここまでの研究ではグラファイトのもとになった微生物がどんな環境で生息していたか、どういう種類の微生物だったかはまだよくわかっていません。現在は生物由来グラファイトと共存する鉱物の分析から、当時の微生物の生息環境をより詳細に理解しようと試みています。加えて、南アフリカにある約三二億年前の岩石の分析も平行して行っています。こちらはグリーンランドの石に比べて新しく、今まさに多様な微生物が生存した証拠が発見されつつある時代であり、有機物の分析から微生物種を推定できないかと、さまざまな証拠を集めているところです。

ライフワークの研究の始まりは、「タダで海外旅行に行ける」から

東北大学を受験した当時の第一志望は理学部物理系で、宇宙物理を専攻したいと考えていました。成績が不足し、第二志望の地球科学系へ進むことになりましたが、高校では地球科学の授業を受けておらず、どんな分野かほとんど知りませんでした。入学してからもしばらくは物理系への転系を検討していましたが、地球科学の野外調査の授業には魅力を感じました。アウトドア好きの父親の影響で、登山や釣り、山菜・きのこ採りに親しんで

育った私は、山歩きが大好きでした。物理系に行ったら実験室にこもり、日の光を浴びず生活することになるかも……と思い、転系はやめてそのまま地球科学系に残ることにしました。

地質調査を伴う研究を行っている先生は幾人かいましたが、なかでもK先生はカナダやオーストラリア、南アフリカ、グリーンランドなどの遠隔地や深海など、普通では行けないような場所を調査されており、論理的な授業と率直な人柄が印象的でした。はっきり研究室を決めたのは学部三年生向けの研究室紹介でK先生の一言を聞いたときです。「僕の研究室に来れば、タダで海外旅行に行けます」。もちろん、単なる旅行ではなく野外調査ですが、私の実家は海外旅行なんて夢のまた夢……の貧しい家計事情でしたので、この言葉は私に強く響きました。まったく高尚な動機ではなくて申しわけないのですが、普通なら行けないような遠い場所に行ける、という希望で研究室を決めました。というわけで私の初めての海外旅行は、グリーンランドの氷河のそばでの野営調査になりました。

初調査は私にとって忘れがたい、楽しい経験でした。氷河からの雪解け水が流れる苔むした岩山を歩きながら、トナカイや雷鳥などの野生動物に囲まれての調査（そして、人間がいない！）は、「天国ってこんなところかな」と思えるほどすばらしいものでした。もちろん、過酷な側面もあります。調査に行くのは夏ですが（冬は岩石が雪に埋もれて調査できない）、イスア地域の天候は変わりやすく、雨や雪が降ったり、逆に強い日差しにさらされたり。時おり氷河から冷たく乾燥した風が吹くなか、重い岩石試料を運搬しながら地図を作ったり、蚊や蝿の大群にたかられたり……。それでも、未知の自然に囲まれた生活の魅力に比べれば、これらのことは大した苦労ではないと思えます。

今でもそうですが、昔から私には、「行ったことも見たこともない土地を自分の足で歩いてみたい」という強い欲求があります。周囲を観察しながら自由に歩き回っていると、観察から得られた知識やひらめいた仮説が頭の中にあふれて、自分の世界が広がっていくのを感じます。その感覚をたくさん味わいたいがために、博士に進学して研究者になる道を選びました。

結婚と同時の別居生活。何の不安もなかった

夫と知り合ったのは、東北大学で研究室に配属される少し前です。彼は講座の先輩でしたが、担当教官は別の先生で、私とは研究分野が異なります。夫は既に博士課程の学生で、研究職を目指していました。交際を始めたのは修士一年の冬からで、私が博士課程進学を決めたときには、結婚についてお互いの考えを話し合いました。研究者は転職が多い職業です。通常、若手のうちは任期付研究員として数年ごとに転職しながらキャリアをつむため、一緒に暮らせる保証はどこにもありません。ですが、私たちは、「お互い研究者を目指すなら一緒に住める機会はないかもしれない。定年後にでも一緒に暮らせれば、くらいの気持ちでいこう」という気長な人生設計で意見が一致しました。あまりにのんびりした話で、真剣に悩んでいる人には石を投げられそうですが……。

実際に結婚したのは私が博士課程二年のときです。当時、東北大で特任助教として勤務していた夫が大阪大学へ移動することになったのがきっかけでした。お互い離れ離れになると、結婚したくなっても法的手続きなどが面倒だな……とぼんやり考えていたときのことです。私の部屋でTVを見ていた彼の「結婚かぁ……」という独り言が、台所で料理をしていた私の耳に飛び込んできました。ウエディングシーンを見ていたようなのですが、私の脳内ではピーンと閃くものがあり、私は台所のドアをバーンと開けて言ったのです。

私「結婚しよう！」
夫「えっ！」
私「……」
夫「……」
夫「いいね！（親指をグッと立てる）」
私「よし！」

プロポーズは無事成功、その月末には入籍しました。あまりにも軽いプロポーズ、しかも女性の私から、ですが、離れ離れになるから別れるとか、一緒に住めるまでは結婚しないといった考えはないことがお互いにわかっていましたので、これで済んでしまいました。そして「離れ離れになるから入籍しておいた」というちょっと不思議な結婚生活がスタートしました。

夫は義母によく説明してくれたようで、義母から否定的なことを言われたことはありません。諸々の事情から私も夫も親戚づきあいが少なく、周囲から「女は仕事をするな、子どもを産め」「夫婦は一緒に住むべき」といった同調圧力を受けることはありませんでした。別居婚を始めるにあたって、人の顔色をうかがうストレスがなかったことは大きなプラスだったと思います。ただし、ここで一つ問題が……。夫はずっと自宅から大学に通っており、義母も専業主婦だったため、夫は家事どころかおつかい一つしたことがなかったのです（粗忽な私の「醤油切れた。ちょっと買ってきて」が夫の「初めてのおつかい」でした）。新婚別居生活と同時に、夫は赴任先の大阪で、三〇歳過ぎて初めての一人暮らしに挑戦することになったのです。正直言ってこちらの方が大仕事でした。「初めて知ったんだけど、ホコリってハタキをかけて落とすんだね」と、うれしそうに報告する夫。……そこから？

あとから考えると、この別居期間は、同居の下準備としてなくてはならない大切な時間でした。数年の一人暮らしで夫は一通りの家事ができるようになり、また、料理が大好きな私にとって、夫と料理の話ができるようになったのも、楽しい変化でした。また、私が学生生活を続けている間、夫は私に学費の援助をしてくれました。時には生活が厳しくなり、二人で話し合って資金繰りを検討したこともあります。直接会うのは一～二か月に一度でしたが、離れている間は家に帰るとテレビ通話アプリケーションのスカイプ（Skype）をＰＣで立ち上げて、お互いの生活音まで流しっぱなしにしておき、寝る前に切るという生活でした。会うときはどちらかの学会に合わせて、開催場所で会うことが多かったです。

編者のつぶやき

何も家事ができなかった夫が、別居生活の間に、一通りの家事をこなせるようになっていたなんて、すごい。

離れていても、いつでも何でもすべて話し合うのが私たち夫婦のスタイル

研究者同士で結婚してよかったことといえば、いつも議論ができることでしょうか。私の研究分野は地球化学、地質学、岩石鉱物学、夫は結晶成長学です。結晶を扱うという点では共通していますが、アプローチはかなり違うため、お互いに学ぶことが多いのです。研究者同士でも、家では仕事の話はしない、出張中は連絡を取り合わない、などという方式のご夫婦の例も聞きますが、私は夫には状況にかかわらずどんな話でもしてほしいと思っています。私もそうしたいからです。一緒にいるときには、お互いの研究はもちろん、分野の違う研究のニュースや時事問題、家事の方法から趣味まで延々話し合います。お互い話題とタイミングをまったく気にしないため、朝は目玉焼きを作りながら重水素の話をしたり、私の航海調査中に夫が電話で「関東地方の豆まきはピーナッツなんだって」と報告してきたりしますが……。あらゆる話題に関して常に議論がオープンになっていることが、研究者同士で結婚してよかった点の一つです。

子育てのために同居を目指そう

実は、大学で所属研究室を決めた後には、取り組むことになった「最古の生命の痕跡を見つける」という研究課題の重さや、担当教官の指導に追いつけないこともあり、四苦八苦の日々を送りました。煮詰まり切った私は就活にあたり、まったく違う研究分野への応

募を試みました。その応募先の一つが海洋研究開発機構の高知コア研究所でした。当時の私は、生命の痕跡を研究しているのに微生物に詳しくないという悩みをもっていたので、海底下深部の微生物を研究している地下深部研究グループのポスドク公募に応募したのです。微生物の研究などまったくやったことがなく、駄目でもともとの応募でしたが、ありがたくも雇用して貰えることになりました。業績がなかったため、当時の目標は「とにかく論文を書くこと」。高知コア研究所ではメタンを発生する菌の培養や、天然石炭中の微生物を使った二酸化炭素の資源化実験など、私にとっては未知の分野に取り組んだり、海底のメタンハイドレートや海底熱水孔調査を含む四回の海洋調査に参加しました。苦労もありましたが多彩な研究分野に携われることが楽しく、充実した時間でした。研究分野は違っても、博士課程時代の経験の応用で仕事をこなせることも多かったので、学生のうちにしっかり勉強しておくことは本当に大事だと思います。

高知では研究面での不満は何もなかったのですが、ポスドク生活も三年が過ぎた頃、「子どもがほしかったら、そろそろ同居する方法を考えなくては」と思いはじめました。別居しながら出産・子育てをする研究者夫婦もいますが、私の場合は実家の援助があまり期待できないため、子どもがほしければ夫婦で一緒に住む必要があると考えました。この間に夫は大阪大学から北海道大学に移動しており、高知—札幌間の旅費もばかになりませんでした。そんなとき、博士時代の研究がやっと『ネイチャー・ジオサイエンス』に掲載されたのです。投稿から二年以上が経過する大変な難産でした。この研究に関連したデータで

SPD
日本学術振興会の特別研究員（PD）のうち、特に優れた研究能力を有する人、およびその人を対象とする人材育成事業。詳しくは181ページ参照。

論文化できていないものがまだ残っていたことから、続きになる研究課題の申請書を書き上げて日本学術振興会の特別研究員に応募しました。また、幸運なことに東北大時代に研究室でお世話になっていた特任助教が、准教授として北海道大学に赴任されており、受け入れ教員になっていただけることになりました。申請が受理され、SPDにまで選んでいただいたのは望外の喜びでした。研究とプライベートのタイミングがうまく合い、生活面だけでなく研究面でも妥協せずにすむ機会をつかむことができて、本当に幸運だったと思います。

現在は夫と同居しながら研究活動を行っています。数えてみると別居生活七年を経て初めての同居になりました。家事の分担は、料理と居間・トイレ掃除が私、洗濯、食器洗い、風呂掃除とゴミ捨てが夫です。夫も今では家事に慣れ、特にルーチンワークは確実にこなしてくれるため、円滑な日常生活を送ることができています。今では私の方が家事の分担が少ないかもしれません。お互い疲れているときや、私が料理をしたくないときにはためらうことなく外食やスーパーのお惣菜で済ませます。

こうしてこれまでの経験を振り返ってみると、改めて、自分は計画的ではなく、重要な選択でも簡単に決めてきたことがよくわかります。これはある程度意図的にやってきたことでもあります。深く悩んで綿密な計画を立てても、タイミングが合わなかったり、運がなければ予定通りとはならず、無意味になる場合もあります。また、あまりに予想できる範疇の選択をすると、思っても見なかった貴重なハプニングに出会えず、かえって退屈してしまいます。私たちの別居期間は七年でしたが、辛さを感じる暇がないほど忙しく過ごしていたので、あっという間でした。二〇一七年度で特別研究員の任期が切れるため、現在は就活中です。どうなるかわかりませんが、今後も臨機応変に対処して楽しく研究していければと思っています。

二〇一七年一一月から、北海道大学大学院工学研究院の特任助教となり、引き続き研究にたずさわっています。

研究者のロールモデルがいないので

●研究者や研究者の卵を支援する仕事につく●

橋爪　圭

豊かな自然に囲まれ、のびのびと過ごした子ども時代。さまざまな人たちと出会い、成長する。ただし、周囲に大学院に進んだロールモデルはいなかった。研究とはどんなものかを知りたくて、大学院博士課程前期に進む。いくつかの職業を経験した後、女性研究者を支援するという職業に出会う。

家族、親戚、友人——多くの人にふれあった子ども時代

筆者のプロフィール
二〇〇〇年東海大学海洋学研究科博士課程前期修了。修士(理学)。
東北大学男女共同参画推進センター助手を経て、二〇一五年より京都大学学際有効教育研究推進センター高大接続科学教育ユニット教務補佐員を経て特定職員(原稿執筆時)。
二〇一八年四月より京都大学高大接続・入試センター特定職員。

筆者は生まれてから高校卒業までを山形県は鳥海山、日本海、最上川、庄内平野の恵みをたっぷり浴びて育ちました。小学校では約一時間、中学校では三〇分の通学路を、木々の葉擦れと日本海の波の音を聞きながら通いました。日々空を見上げ、日本海から吹き寄せる雲を眺めていました。真冬の季節風、波の花、海の虫、通学路に点在する天然の湧水、大きな太陽から放たれ日本海に沈んでいく真っ赤な夕日を見るのが日課でした。なぜか小さいころから物事を逆に考えるのが習慣になっていて、太陽がなかったらどうなるのか、とか、川が逆流したらどうなるのか、など、くだらないことをあれこれ考えていました。また、自分を知るためにあえて全く勉強せずに定期テストを受け、大幅に順位を落としたこともあります。とにかく何事も自分が経験してみないとわからない、という変なこだわりをもった人間でした。

兄と妹がいますが、理系は筆者だけです。まわりに自分が希望する理系分野の大学進学者はいませんでした。気がついたころには理系に進むためには大学進学は自分の中では当然のことのようになっていて、そのためには高校を卒業した後は、地元を離れなければならないということがわかっていました。せっかくならどこへでも行ってみたいと、夢ばかりはふくらんでいました。当時はオープンキャンパスもさかんでなく、大学見学といっても通っている高校から指定された大学に集団で行くのみ。祖父母が漁師だったこともあ

り、海や空の研究をしたいと思い、中学生のころには担任の先生に研究者になりたいと言っていました。理学部へ進学するしかないと単純に思い込み、大学を探しました。当時、進路指導の先生も一緒になって分厚い大学案内の中から探し出した、気象学や海洋学の学問を学べて、フィールドワークをすることのできる大学は、難関国公立大学と、私立では東海大学のみでした。もし、当時の自分や高校の進路指導の先生に工学部や単科大学に関する知識や可能性があれば進路選択に迷うことがあったかもしれませんが、それらがなかったために逆に迷いませんでした。

私の父は大学で土木を学び、技術系の職につく地方公務員です。大学時代の学生寮は一〇人部屋で、実家への帰省時には、鈍行列車に乗って一〇時間ほどかけて帰っていたとのことでした。思えば父から、大学の実験ノートを見せてもらったり、大学の様子を聞いていたりしたことが理系に進んだきっかけの一つだったかもしれません。母は、保母の資格を取るために実家を離れて短期大学へ進学し、卒業後は山形の地方公務員として配属先の障害児施設に勤め、二〇代から五〇代後半まで仕事を続けて主任保母となりました。母は、私が大学院を卒業するまで学費を支払う必要があったため、退職の時期を延長していました。兄と私が生まれた頃は、育児休業制度がなく、さらに、一週間に一度は宿泊を伴う夜勤がありました。保育園には父が毎日送迎していたそうです。夜勤のときには祖母が来てくれていました。母は、山形に代表される花笠踊りの民謡を趣味として三〇代から習いはじめ、平日の夜も忙しくしていました。退職した今でも地元の複数地域で踊りを教えています。あるとき、なぜ仕事と家庭の両立だけでも大変なのに習いごとをする余裕があるのか、と質問したことがあります。母は「すべてバランス。仕事で嫌なことがあっても趣味があると頑張れる。家事にはどこまでやっても際限がない。他にやりたいことがあるからこそ、できる範囲でどうやりくりするかを考えることができる」と言っていました。

母は四人姉妹の長女で、母以外は県外に嫁いでいます。そのため、夏休みになれば、実家に多くの親戚が集まってきたのを覚えています。中高では、私は運動部に所属していました。誘われ入った漕艇部ですが、県内に数少なく、インターハイにまで出場することとなり、勉強する場所や時間を確保するのが大変でした。今振り返ると、とても慌ただしい日常の中に、数えきれないほど多くの人と人の触れ合いがあり、貴重な環境にいたのだと思います。

博士課程前期を修了し、就職する

高校卒業後、東海大学に進学し、大学院の博士課程前期に進みました。仕事と結婚、出産、育児との両立は、母や叔母があたりまえのように共働きをしていたのでロールモデルや情報が周囲にたくさんあり、働き続けることに抵抗はあまりありませんでした。

しかし大学院に進学したロールモデルについては、身近にはおらず、研究者を目指すうえで私の視野や情報は限られていました。研究してみたいと思っていたのは気象学や海洋学だったのですが、その当時はインターネットもなく、知る限りでは、女性教授が日本に一名程度しかおらず、今後自分がどのような道を歩んでいくのか状況が見通せず、大学院は博士課程前期までで終了にしようと学部生のときから考えていました。両親は、私が学部で卒業して安定した企業に就職すると思っていたようですが、当時からすでに、理系は大学院まで進学するという流れがありました。学部ではあまり専門的なことを学ぶ機会がなく、どちらかというと、研究ということがどういうことなのかを知るために博士課程前期に入学したわけです。

大学そして大学院では、京都大学出身の指導教員、北海道大学出身の指導教員、東京大学出身の指導教員に指導を受け、北海道大学との共同研究により、オホーツク海でフィールド調査を行い、流氷の着岸による大気海洋相互作用について研究しました。そこで偶然、赤道の大気海洋相互作用を研究していた現在の夫と出会ったのです。

卒業後は、札幌の企業に就職することになりました。企業への就職活動をして初めて認識したのが、大学院（理学）の修了証書はあまり有利ではない、ということでした。私の通っていた大学では、当時、学部卒業者に対してしか就職活動の支援が活発でなく、修士課程修了者が就職活動に困るという認識はあまりなく、私自身にも就職活動の支援を受けるという発想がありませんでした。

私は、世の中でお金を得る仕事にはどんなものがあるのだろうというところから考えはじめなければなりませんでした。そして、就職活動を行うにあたって、自分がやりたいことにはどんなことがあるのか、そのために自分が身につけるべきことは何かを考え、プログラミングやネットワークに関する知識や英語力を強化することにしました。また、これまでに学んでこなかったコミュニケーション力やサービスについては新たに学習することにしました。計画を立て、材料となるものを吟味し、設計する。失敗したらちょっとだけ目線を変えてみる、時には真逆の方向から考える。落ち込んだら自分へのご褒美を用意し、困ったらできるだけ早く誰かを頼って解決策を模索する。これらは、私が就職活動や仕事を通して行った工夫ですが、振り返ってみれば、理系的な考え方にのっとったやり方かもしれません。

夫は博士号取得とともに、米国にポスドクの職を得ました。これをきっかけに夫と結婚し、私は札幌での仕事を辞め、姓を変え、夫と一緒に渡米しました。米国では、コミュニティスクールで開講されていた移民のための英語クラスに入ることができました。また、日本人向け広報誌で偶然見つけた日本人に特化した英語発音教室に通い、インストラクター資格を得ました。その後、夫の転職とともに帰国の途につきました。夫の仕事の関係で大阪に住んだのですが、発音スクールのインストラクターの職を紹介されて働くこととなり、二年経ったところで、新規スクール立ち上げの際に声をかけていただき、一年ほど教室開講と運営、インストラクター業務を行いました。

夫は人工衛星の研究をしていましたが、米国で二年、大阪で三年のポスドクを経て、次に東北大学の博士課程後期試験に合格し、入学。私も仙台に引っ越すこととなりました。私は主たる家計を支える必要があり、仙台のハローワークを通して東北大学の技術補佐員

ポスドク（博士研究員）
博士号取得後、任期制の職について、研究に従事している者。

技術補佐員
大学の理系学部などで実験にかかわる作業を担当する職員。テクニシャンともいう。

の職を得ました。その後、夫は一年間の学生生活を経て特任助教に着任し、研究を行いながら、医学の博士号を取得しました。

私が東北大学で雇用された職は、育児をする女性研究者のために設置された支援者制度に基づく技術補佐の業務でした。二年ほど経過後、任期終了とともに他の研究室に移りましたが、時を同じくして男女共同参画推進センターの前身である女性研究者育成支援推進室からお声がけいただき、推進室の助手として着任することとなりました。そこで東北大学サイエンス・エンジェル活動や東北大学の男女共同参画の取り組みに携わり、日本の男女共同参画に関する施策や経緯、東北大学の歴史や取り組みを学び、教員の方がたと密に連絡を取り合いながら事業計画を実行に移していきました。

東北大学サイエンス・エンジェル
高校生に対して科学の魅力を伝え、次世代の研究者を育成することを目的として行われている活動。

結婚して一〇年ほどたったときに、子を授かる

結婚したのは二六歳でしたが、子どもを授かったのは約一〇年後でした。子を授かることは半ばあきらめながら、仕事に忙殺される日々を送っていたため、私たち自身はもちろん周囲の人たちも大喜びでした。

妊娠して気づいたことは、父親となる男性には出産や育児を学ぶ場が足りない、ということでした。産婦人科医や助産師になるための教育課程には、母子についての授業はありますが、父子、つまり、父親となる男性と子との関係性をサポートすることを学ぶ授業がないように思われました。夫が知っているのは、小学校の家庭科で習得した調理のみ。学

ぶ場がないということは、子に対する対応を妻が教える必要があるということになります。産院によっては父親学級を開催し、助産師が説明を行いますが、参加は任意で、しかも父親となる男性は、母親となる女性が得るよりもずっと少ない情報しか得られていない印象を受けました。そこで私は、自宅トイレやリビングのテーブルに、育児の書籍や父親の育児参加に関する書籍、時には論文などをさりげなく置くようにしました。脳科学を専攻した夫は、子育てのみならず、自分や配偶者の心の変化にも興味津々でした。

妊娠期間中、私は、夫、両親、職場の方々、周囲の多くの方々に支えられて仕事を続けることができました。無事出産し、三か月後には職場に復帰しました。私が、子どもを三か月で保育園に預けることを母に告げると、母は仰天していました。待機児童問題などから、保育園に子どもを預けるタイミングが難しいことを母は理解していたのですが、子どもをもっと長く手元に置けない私の状況についてもどかしく思っていたようでした。母が私や兄を妊娠したときには、育児休業制度そのものがなく、産後八週間で復帰して、県庁に対し夜中まで団体で労使交渉を行った経験があることや、三人目の出産では導入したばかりの制度を利用して育児休業をとることができたことなどを初めて知りました。

地域と時期により変わる保育園事情

三か月で子どもを保育園に預けた理由には、仙台市ではゼロ歳児の認可保育園への入園が難しく、四月に入園できない場合は翌年に持ち越しとなるという事情が背景にあります。

認可保育園（認可保育所）
国が定めた広さや職員等の基準を満たし、各都道府県知事に認可された保育園。保育園と保育所の分類は187ページ参照。

つまり、四月入園のタイミングを逃せないという状況なのです。

保育園への四月入園の申請締切は、当時は一二月下旬でした（現在はもっと早まっているようです）。一二月中旬に生まれた我が子は（出産予定は一月でしたが、二週間ほど早く生まれました）、四月入園の申し込みに間に合ったのでした。ダメもとで区役所に申請したところ、幸い近くの認可保育園に入園することができました。区役所に必要書類について問い合わせたところ、電話口で区役所の方から、「すごい確率ですね。本当におめでとうございます」とまるで宝くじの当選のように言われたのが印象的でした。保育園では最も身長が小さく、体重も少なかった我が子は、園長先生はじめ先生方にかわいがられ、先生全員に名前を覚えていただき、そばを通るたびに声をかけてくださるほどでした。

子どもが一歳を過ぎたところで、夫の任期が切れるため、次なる働き場を探す必要がありました。就職活動の結果、京都大学に採用されることになりました。我が子が二歳を迎えたころ、慌ただしく引っ越しの準備を行い、夫は京都へ引っ越していきました。約一年間の別居生活です。私は、東北大学女性研究者育成支援推進室から男女共同参画推進センター設置に携わっており、その運営が軌道に乗ったところで就職活動にとりかかりました。幸い、夫と同じく京都大学に時間雇用教職員として採用となりました。採用月は二月一日付け。認可保育園は探しても見つかりませんでした。京都市も待機児童が多く、我が子を受け入れることができる保育園は自宅と職場の近くにはありませんでした。無認可の中から探した結果、近くにあったのがホテル内の定員五名という、普段は結婚式やイベントで一時保育を行うために設けられた小規模保育園でした。費用は月額一〇万円。さらに自宅から距離があったので自動車移動。二月と三月の二か月間のみの出費と割り切り、ひな人形が飾られた豪華なホテルのロビーを横切ってエレベータに乗り、送迎を繰り返しました。費用が高く少人数保育だったため、保育は手厚く、日誌として時間ごとのようすが手書きされていました。四月には認可保育園へ入園しました。給与で得た収入のほとんどは家賃と保育料で消えていきました。今では子どもは五歳となり、保育料は半額以下となり、その分、子どもの習いごとの費用が増えてきました。

私の場合、中学生で研究者を目指し、今は研究者とは違う道ですが、大学で仕事をしています。高校生のとき、今の自分の姿はまったく想像できませんでした。夫は博士課程修了後、若手のときは任期付きの研究職で三年以上同じ土地にとどまったことがなく、私自身も転職を繰り返してきています。人生のロールモデルを自分で見つける必要があった私は、出会った土地で出会った人々の中から、そのときに必要なロールモデルを見つけることが自然とできるようになりました。「いまを生きる」ことで今後もまた新たなロールモデルに出会えるのではないかと思っています。今後もさまざまな紆余曲折があるように思いますが、これも理系夫婦の一つの事例と考え、多くの方々と交流を重ねながら、子どもを育て、微力ながら社会に還元していくことができればと思っています。

最後になりましたが、東北大学の男女共同参画に携われた先生方には、在職中ご指導ご助言いただき大変お世話になりましたことを感謝申しあげます。

私のフツー

中山啓子　東北大学医学系研究科教授

お正月の宿題に女性研究者と子育てについての原稿を書いてくださいと頼まれました。正直なところ、子どもを持つというオプションを真剣に考えたこともない私が何を書けばよいのか戸惑っています。でも、このオプションを考えたことがないということについて、考えてみるきっかけになることを期待して少し書いてみたいと思います。

普通に結婚した……つもりだった

私は、普通のサラリーマンの父と専業主婦の母、一歳半年上の姉をもつ二人姉妹の妹として、普通に育ちました。お正月には母娘でおせち料理を作り、家族揃って初詣に出かけるような家庭です。そう、それがフツー。日本中の家庭がそんなふうに過ごしていると思っていました。

でも、私が医学部に入った頃から、両親は私が普通の人生を歩まないのではないか、と心配していたようです。特殊な学部だし、忙しそうにしていたからでしょう。そして、私が医学部を卒業してまもなく結婚したいと言ったとき、「こんな普通じゃない娘と結婚してくれる人がいるならば、どうぞ、どうぞ」という感じで喜んでくれました。一方の私は、自分は普通のつもりでした。普通に勉強して、普通に大学を卒業し、普通に結婚したのです。

大学を卒業して内科に入局した際に、臨床医の生活と結婚生活が同時にスタートした私に医局長は「とりあえず二年間は子どもを産まないように」と言われました。そのころは、このような言葉を耳にすることも、少なくとも医学部では普通のことでした。だから私は何も反発を感じずに「はい」と答えて、同期の普通の男性医師と同じだけの体力と熱意を使って内科の研修に励みました。

一方、結婚してみると、私の知っているフツーの毎日が日本中の家庭で共有されているものではない、と知ることになりました。少し考えれば当たり前のことです。が、些細なこと、朝ごはんを食べることや洗濯物を畳むこととか、そんなことがフツーにはできない忙しい毎日に、とてもストレスを感じました。この時期、周囲から「子どもは産まないの?」という質問されることもありましたが、私にとってはこのフツーではない生活をどうにか解消しなければ、とても子どもを育てることはできないと思いました。

フツーではない生活の解消のために何をどうすればよいのか途方にくれても、お正月が来ればおせち料理を作らなければなりません。私のフツーでは、お正月にはおせちを作ることになっているのですから。そこで、一人でおせちを作りました。そしてついに気がついたのです。おせちを親子で作るのではなく、一人で作る家庭がここに存在するということを。私の考えていたフツーは、けっして普通とはかぎらないこと。自分の基準では測れないものがたくさんあること。そもそも、この世界に普通なんてものは存在しないということに。このような社会（家庭を含む）に対する意識の変化によって、私は、自分自身の内側に自由に基準を持ち、外からレッテルを貼られたくないと思うようになりました。そして、私の基準を他人に押し付けることも嫌うようになりました。一人一人がそれぞれ選択した多様な生き方を尊重するべきだと気付いたのです。

一方、職場では、どんどん周囲の期待が高くなり（単に医者としてのノウハウが身について少しずつ頼られるようになっただけなのですが）、もう洗濯物を畳むことさえできないくらい、家にいる時間がなくなりました。そのときに先輩からいただいた「人生は修行なのだ」という、励ましなのか、慰めなのか、いじめなのかわからない言葉に納得して、今に至るまで修行を楽しむ毎日を続けています。

ヒトはみな平等なのか？

先にも書きましたが、私が大学を卒業した頃は、男性と同じように働くことを、女性が働く際にも求められました。私は、男性に比べて身長が低いし力は弱い。だから、それを何かで補わなければなりません。仕事を始めた頃は、そのことをいつも考え、そして結論はいつも「寝る時間を削るしかない」でした。単位時間当たりに他の人よりも効率よく働くことは、私の能力では難しい。とすれば長時間働くしかないのです。幸い私は、比較的睡眠時間が短くても集中して仕事を続けることができましたし、そのような睡眠不足の日々を続けても大きな病気（どころか、インフルエンザすら）にならずにこれまで過ごしてきています。つまり「寝る時間を削るしかない」は、私が選んだ私に可能な対処法でした。

私たち人間には二四時間という平等な時間が与えられていますが、平等なのはそれだけです。その時間をどのように使うのかは、各自にまかされています。私は、時間をどう使えば効率的に目的を達成できるのかを真剣に考え、取り組んできました。でも、その目的そのものについては、どうでしょうか。きちんと考えてこられたでしょうか。

実は、これを考えるのが、一番難しかったのかもしれません。目の前の目標を設定することは、容易なことですが、それを続けることで何を達成しようとしているのか、それをどれだけ自分なりに考えてきたでしょうか。冒頭に私は、子どもを持つというオプションを真剣に考えたこともない、と書きました。私は、目の前の目標を素晴らしい効率で、次々とクリアして今に至っています。効率アップばかりをひたすら考えて、他のオプション、他のルートの可能性について考えようとしていなかったように思います。

次はどうする？

私は、二年間ほど臨床医をしていましたが、その後ずっと研究を続けています。研究成果をすぐそばに感じることができる今の環境は、私の好奇心を満たしてくれるので、とても幸せな環境であると思っています。でも、次に生まれてきたら、今度は子どもを産んでみようかな、と思っています。これまで、やったことがないことにはとても興味があるからです。子育てはそんな簡単なことじゃない、と怒られるでしょうか？　このことを考えているときに気づいたのですが、次は男性に生まれたいとは思ったことがありません。このことは、女性であることを楽しんでいる証左なのかもしれません。

今年のお正月、ついに手作りおせち料理を卒業してみました。ところが、三〇年近く私のおせち料理を食べ続けていた夫は、ちょっと不機嫌でした。三〇年という歳月が、彼にとってのフツーを形成してしまったようです。今年の年末は、フツーに戻ります。

プロフィール

東北大学医学系研究科細胞増殖制御分野教授。

一九九一年、東京医科歯科大学大学院医学研究科内科学専攻卒業（医学博士）。

一九九一年、米国ワシントン大学ポストドクトラルフェロー。一九九五年、日本ロシュ研究所主任研究員。一九九六年、東京医科歯科大学附属病院医員。一九九七年、九州大学生体防御医学研究所助教授、二〇〇三年より現職。

二〇一七年より東北大学医学系研究科副研究科長（研究担当）、二〇一八年より東北大学総長特別補佐（研究担当）。

私の妊娠のタイミング

●フィールドワークや学会の日程調整で悩んだ日々●

佐藤由佳

オーロラ現象に伴う自然電波の観測が研究テーマ。年に一～二回は、海外での長期フィールドワークが欠かせなかった。海外での学会もあった。だから、妊娠のタイミングには慎重に配慮してきたつもりだ。しかし、思う通りにはいかないものだ。二度の流産、そしてその後の不妊治療を経験し、今、思うことがある。

結婚一年目の妊娠に待ち受けていた突然の流産

私の研究対象は南極や北極域で見られるオーロラにかかわる自然現象であり、自作した観測装置で取得したデータを解析することを研究のベースとしています。そのため、現地に観測機を設置したり、メンテナンスをしたりするため、大学院在学時から二〇一五年秋の妊娠前までは、年に一、二回、それぞれ二〜四週間程度、アイスランドやノルウェーの観測所などに出張をしていました。フィールドワークを研究手法の一つとする研究者として、妊娠・出産までに悩んだことを皆さんとシェアできればと考え、かなり個人的な経験談ではありますがご紹介したいと思います。

入籍は大学院博士課程修了の約一年後でした。任期付きの職でしたので、「研究を続けていく上で、どうせ先が見えないのだから、結婚するなら早めがいい」と考えており、結婚のタイミングには特に迷いはありませんでした。大学の同じ学科の同級生だった主人は、修士課程修了後に公務員として長崎で勤務をスタートしたため、結婚までの約四年間は仙台—長崎と離れて生活していました。お互いの忙しさや物理的な距離のため、なかなか会えませんでしたが、彼は研究活動にも理解を示してくれており、自分の元来の性格にも起因しますが、あまり会えなくても心理的な距離をそれほど感じることなく、ほどよい距離感が逆に励みになったと思います。結婚後すぐに主人の転勤が決まり、仙台—東京と少し近くなりましたが、別居状態で新婚生活がスタートしました。

筆者のプロフィール

二〇一〇年東北大学大学院理学研究科地球物理学専攻修了。博士（理学）。東北大学大学院理学研究科・特別研究員（PD）、助教を経て、二〇〇〇年国立極地研究所特任研究員（原稿執筆時）。二〇一八年より日本工業大学共通教育学群講師。

「子どもを育てる」ということは、「仕事をもつこと」と同じくらい自然なこととして小さい頃から考えていましたので、結婚後はできるだけ早めに子どもを産めるといいな、と漠然と考えていました。幸い、ほどなくして妊娠が発覚。別居婚状態は継続していましたが、双方の実家の協力を得られる見込みもありましたし、なんとかなるだろうと、その後の生活に思いをめぐらせ、準備を進めようとしていました。

しかし、母子手帳の交付を受けて妊娠の実感もいよいよ高まってきた矢先、妊婦健診で思わぬ宣告――赤ちゃんが育っておらず、心拍も確認できないため、妊娠は継続できない――稽留流産という診断でした。このような初期流産の原因で最も多いのは、先天的な胎児の染色体異常だそうです。高齢出産ほどその発生確率は高くなるものの、年齢に関係なく誰にでも起こりうる偶発的なものであり、残念ながらもともと運命が決まっていた命とのことでした。しかし、自覚症状もないなかでのいきなりの宣告に、簡単には納得できるはずもなく、自分自身を責める気持ちが大きくなりました。

妊娠発覚後は体調に多少は気をつけていたものの、遅くまで仕事をしたり国内出張をしたりと、それまでとあまり変わらずに生活していたことを悔やみました。また、「自覚された全妊娠のうち約一五%で流産が起こっている」という事実を、自分自身が経験したことによって初めて知りました。このような経験は、実際は多くの方が体験しているものの、あまり公にはされていないため、このような高確率にもかかわらず、特に若い人には知らない方が多いのではないかと思います。

新しい職場へ異動——どのタイミングで妊娠したらいいのか

その後、任期満了に伴い、東京都内の現在の職場に任期付きの職を得て異動することになり、結婚後約一年で別居状態を解消することができました。一度目の妊娠は思いがけない早いタイミングでしたが、その後は研究活動との兼ね合いを考え、妊娠のタイミングをしばらく急がないことにしました。第一に、新たな研究プロジェクトに雇用されたばかりの状態で、すぐに出産のためにお休みをいただくことは避けたいと考えました。また、フィールドワークに関しては、たいていの場合、数か月前（場合によっては半年以上前）には共同研究者との間で現地への出張計画が相談されるため、自分が出張する場合には、計画決定以降は妊娠しないように気をつけることになりました。加えて、海外学会への参加を予定する場合にも、数か月前の発表申し込み以降あるいは航空券などの手配完了後からは、妊活空白期間としました。また、自分の場合は特に意識はしませんでしたが、若手研究者であれば、雇用されている研究プロジェクトに短期的な成果を求められたり、若いうちは研究に没頭したいと本人が考えていたりする場合には、妊娠を後回しにしたり、そもそも子どもをもたないという選択肢を選んだりすることもあるでしょう。さらに、自分は出産前には認識していませんでしたが、任期のある雇用契約の場合には、育児休業の取得権利の条件に関わる問題もあり、若手研究者が研究活動やキャリア構築を進めるなかでは、「どのタイミングで子どもを授かるべきか」という悩みをもつことは決して少なくな

任期付研究者の育休
185ページの「産休・育休制度とは？」参照。

いように感じます。

二度目の妊娠。だが再び……。

一度目の妊娠から約一年半が経過し、そろそろ仕事の方も落ち着いてきたかな、と考えていた矢先、幸いにも二度目の妊娠が発覚しました。今回は無理をせず、無事に出産までいけるように気をつけよう、と考えていました。しかし、結果は同じような初期流産。前回と違うのは、その日の朝に見逃してしまいそうなほどのごく少量の出血があり、流産の兆候があったことです。ところが、その日は午前中に非常勤講師の仕事があり、急な休みをとりづらい状況でした。とても悩んだものの出血はそれ以上見られなかったため、そのまま仕事に向かい、昼過ぎに自宅近くの病院に向かいました。そこで流産する恐れがある状態（切迫流産）と診断されてしまい、そのまま入院で絶対安静となったものの、その日のうちに流産。前回あれほど反省したのに、なぜ赤ちゃんを第一に考えて兆候を見つけた時点で病院に連絡しなかったのか、とても悔やむこととなってしまいました。

また、二度の連続した流産の場合は「不育症」と呼ばれ、妊娠はするけれども流産などを繰り返して結果的に子どもをもてない状態であり、胎児の染色体異常以外のリスク因子を私自身が有している可能性も否定できない、という医師の説明を受けました。しかし、不育症の原因のほとんどは胎児の染色体異常が偶発的に連続したことであるため、検査をしても原因をはっきり特定できないことが多いとも聞きました。

不育症に関する参考情報はウェブサイト「Fuiku-Labo」から得られる。http://fuiku.jp

二度連続した流産経験と将来も出産できないかもしれないという不安は、大きな精神的ショックとなりました。このことから、自分の年齢的なこともあり、今度はなるべく早めに妊娠できるようにしたい、そして、もし妊娠できたなら、今度こそ赤ちゃんを第一に行動しよう、と考えるようになりました。

赤ちゃん優先の決心を胸に、二年間の不妊治療へ

しかしながら、今度はなかなか思うようにはいきません。もともと月経周期が不順であったことも考慮し、医師と相談して不妊治療を始めることにしました。

不妊治療には、タイミング法、排卵誘発法、人工授精、体外受精などがあり、原因や状況を見ながらステップアップしていくことが多いそうですが、私の場合は、内服薬による排卵誘発法から始まりました。不妊治療の中では必要な通院頻度はかなり少ない方ではありますが、妊娠兆候が見られない場合、月経が始まる度に病院に行き薬を処方してもらったり、排卵の確認のための診察を受けたりすることになります。その手間と時間は積み重なると負担となります。

通院のタイミングが、どうしても外せない用事（学会出張など）と重なってしまうときには、妊活はいったんお休み、ということもありました。また、幸運にも一か月弱の短期の南極域出張のチャンスを得ることができたときは、今後の研究継続の上で貴重な経験となると判断してその出張行きを優先し、準備期間を含めて半年以上は妊活空白期間としま

した。一方で、妊娠希望を言いわけにして、海外での新たな観測展開などの研究発展のために研究費獲得をすることに及び腰になってしまい、研究者としては失格なのではないかと自問自答することもありました。

そんななか、不妊治療開始から約二年後、次のステップへ進むべく医師に相談しようと考えていた矢先、三度目の妊娠が発覚したのです。

妊娠中は国内での活動にシフト

その後は、幸いにも体調をほとんど崩すことなく順調に経過し、無事に出産を迎えることができました。

ただし、今回の妊娠で予定を変更したことが一つありました。それは、妊娠発覚直後に予定されていたアメリカで開催される国際会議での口頭発表です。今回は年齢的な焦りもあり、学会発表の申し込み後に妊活空白期間を設けませんでした。これまで流産が起こった妊娠週数よりも早い段階でしたので、公にすることには少し躊躇がありましたが、共著者や会議のコンビーナなどの関係者の方々に事情をお話しし、ポスター発表に変更してもらった上で代理発表をしていただきました。その会議では初となる口頭発表でしたので、自分の研究をアピールする上ではまたとない機会でしたが、渡航先で万が一のことがあっては手遅れになるかもしれない、赤ちゃんを第一にしたいと考え、このような決断になりました。（出張直前だったため、確保していた格安航空券などのキャンセルはできず、自費

会議のコンビーナ
会議の各セッションのプログラム編成の責任者。

負担となりました）。関係者の方々にはご迷惑をおかけしてしまいましたが、皆さん快く対応して下さり、大変ありがたく思いました。以前は、流産の心配が少なくなる安定期に入るまでは妊娠の事実を公表するのは控えた方がよいと考えていましたが、赤ちゃんを守るためにも、また、生じうる問題を事前に回避するためにも、上司や仕事で関係する方々には早めに伝えた方がよいのだと実感するに至りました。

また、妊娠のタイミングを計る上で、今回は学会発表の優先順位を下げました。研究活動継続の上でよほどの支障が出ない限りは、こうした決断をしても、研究は後でリカバーできることが多いと今は思っています。ですから、もっと柔軟に考えてよいのではないかと思うようになりました。以前、「観測研究をベースにしていることもあって、なかなか妊娠のタイミングがつかめない」という話を知り合いの女性研究者に雑談のなかで伝えたところ、「周りの状況を気にしていたらいつまでもタイミングなんてこないから、自分の都合でいいのだよ。なんとかなるよ。」といった趣旨のアドバイスをいただきました。確かに、妊娠を希望しているなら、いつまでも悩んでタイミングを逃してしまわぬように、ある意味、思い切りのよさが必要なのかもしれません。

妊娠期にはフィールドワークはむずかしいため、取得したデータの解析をしたり、インターネット越しで現地の観測データ集録用のパソコンの遠隔操作をしたりするなど、日本国内での仕事に限りました。しかし、そうしたなかでも、新しい観測プロジェクトにおいて現地に設置するデータ集録系の開発を担当することができ、新しい観測研究の一端にもかかわることができました。また、産前休暇入りの直前には、片道二時間弱ほどの場所で行われる学会に参加し、研究発表を行いました。通常は日帰りできる場所ではありましたが、会場横に宿泊場所を確保し、大きな荷物は郵送するなど、身体に負担のかからない方法を考え、もし体調不良が少しでもみられたらすぐにキャンセルしよう、という心づもりで参加しました。結果的には、特にトラブルもなく、研究からしばらく離れる前に学会で刺激をもらうことができ、とてもよい機会になりました。

出産後は任期付きの職ではありましたが、幸い育児休業を取得することができ、今春、子どもが生後八か月のときに職場に復帰しました。自分自身が育てられたなかでそのような経験がないこともあり、一歳にも満たない子どもを保育園に預けることには、初めはものすごく葛藤がありました。しかし、温かく子どもを迎え入れてくれる保育園の先生方の対応や、今では保育園で楽しく過ごしてよい刺激をもらっている子どものようすを見ていると、こういう選択肢もありなのだな、と納得することができました。

子どもが二歳になる来年には、状況を見ながらフィールドワークにも復帰したいと現状では考えています。実は、「いつまでも妊娠希望を言いわけにしてはいけない」と思い直して、妊娠前に申請していた研究費が無事に採択され、海外での新しい観測機器の設置を実現する予算を得ることができました。現地に子どもを連れていくことは現実的ではないため、子どもは主人に任せる予定です。実現すれば、長期で子どもと離れるのはおそらくそのときが初めてになるため、不安はありますが、家族の協力を得ながら準備を進めていきたいなと考えています。

そして、できれば二人目を授かることができるとうれしいと考えていますが、先が見えない任期付きの研究者。自分なりの〝タイミング〟を逃さぬように、研究でも私生活でも、「今はできない」と思い込まずに、周りの協力を得ながらポジティブにチャレンジしていきたいと考えています。

子育て教職員のランチ会は楽しい

髙野和文　京都府立大学大学院生命環境科学研究科教授

京都府立大学では、子育て中の大学教職員がランチ会を開き、情報交換の場として利用しています。月に一～二回程度、昼休み（二限と三限の間）に、弁当を持ち寄って大学の一室に集まるのです。研究職、事務職、男女の別なく、さまざまな方が参加されています。

ローカルな情報を教えてもらえるランチ会

私が赴任してしばらくした二〇一四年頃に、この大学で男女共同参画推進室が立ち上がり、私もその活動に加わりました。教職員のなかにはちょうど子育てをされていて、「保育園に入れるだろうか」、「学童保育、どうしようか」といった悩みをかかえている人がいました。一方、ちょっと年齢が上の教職員のなかには、そのような情報をご存知の方がいるかもしれないということから、経験や情報を教えていただこうと、弁当持ち寄りのランチ会が企画されたのです。

教職員同士の横のつながりを持つ機会は、普段の業務の中ではあまりないのが現状です。ですから、例えば、ある人が子育てされているということを間接的に知ったとしても、わざわざ聞きに行くことは躊躇してしまいますよね。プライバシーに踏み込んでしまうようで、どうかなと。しかし、ランチ会の場においてならば、聞いても大丈夫との雰囲気もあって、安心して質問できるわけです。

保育施設などの話題では、特に、クチコミでローカルな情報を得ることが重要だと感じます。その点、大学教職員は比較的大学近くに住んでいる人が多く、同じ大学の教職員同士で、地域に関する情報を得やすいと思います。ランチ会でならば、生の声を聞くことができますからね。

このランチ会、当初は女性を中心とした会としてスタートしました。でも、これは女性だけの問題ではなく、また男性でも共働きなど同じ悩みを抱える人がいるということから、男女を問わない会となりました。ただし、女性だけのランチ会も別途継続して開催されています。女性だけの間でなら話せる話題もあると思います。

力になれなかった経験も……。

私は、生命環境科学研究科生命構造化学研究室の教授をしています。京都府立大学では学部生・院生の半数以上が女性で、職員としても多くの女性が働いていますが、女性教員はそれほど多くなく、男性組織のなかで奮闘されています。

私が女性研究者の問題を意識したきっかけは二つあります。一つは、私自身が大学院生だったときにさかのぼります。二歳上に女性の先輩がいたのですが、ばりばりと研究をされていて、とてもかっこよかったのです。憧れましたね。私が研究の道に進んだのも、多分にその方の影響があります。しかし、その方は三十代半ばで、「男の価値観のなかで疲れた」と、研究の第一線から退かれてしまったのです。

もう一つは、前任校での私の教え子の女子大学院生から、進路相談を受けたときのことです。彼女の進路や研究生活に関する悩みに対して、「日本はまだ男性社会だから、女性にはプラスアルファの苦労がある」と回答したのですが、自分が情けなく感じたものです。彼女は今、海外で活躍しています。

女性研究者を応援したい

私自身は、大学院生（博士課程三年）のときに結婚しました。妻はすでに研究所のテクニシャン（技術補佐員）として働いており、妻が世帯主となって生活を支えてくれました。二〇〇一年、私は米国でポスドクとして研究することになったのですが、妻は仕事を辞めて私といっしょに米国に渡り、専業主婦となりました。そんなある日、妻が病気になったことがありました。「早退させてください」とボスに頼んだところ、「仕事は休み、彼女が元気になるまで家族の面倒をみろ。それが君の仕事だ」との返事。正直助かったと思いました。私は、一週間ポスドクの仕事を休んで二人の子ども（当時ゼロ歳と三歳）の面倒をみたのです。

そのときに、私は遅ればせながら、子育ての大変さをはじめて実感したといっていいかもしれません。家に少し仕事を持ち帰りましたが、その作業のためのたった一時間を作りだすだけでも大変と、痛感したのです。共働きで子育てする方は、時間のやりくりが本当に大変だと想像します。

保育園に子どもをあずけられなかったときなど、研究者、特に女性研究者は、子育ての時期に研究のブランクが生じないようにするため、どうしたらいいか悩むことも多いでしょう。今ならばインターネットを利用して、文献の検索や報告書・論文の執筆・提出、メールでの学生指導、ビデオ通話での打ち合わせ参加などができたり、研究への参加の仕方も、いろいろな可能性があると思います。私たちも手を差しのべますので、一人で悩まないで、相談してください。（談）

プロフィール
京都府立大学大学院生命環境科学研究科生命構造化学研究室教授。
一九九八年、大阪大学大学院理学研究科高分子学専攻修了。博士（理学）。
一九九八年、大阪大学蛋白質研究所・日本学術振興会特別研究員。二〇〇一年、テキサスA&M大学ポストドクトラルフェロー。二〇〇二年、大阪大学大学院工学研究科助手を経て、二〇〇四年助教授。二〇一一年より現職。

半分准教授、半分パパ

●働き盛りのエネルギーを活かして●

今出　完

工学部で結晶の成長技術の開発研究に携わる准教授。妻は音楽教師。夕方五時半には研究室を出て、三人の子どもたちが待つ保育園に向かう。パワフルに活動できる三〇代の今だから、研究にも子育てにもたっぷりエネルギーを注ぐことが可能だ。家庭がうまく回って、研究にも集中できている。

五時半に研究室を出て、子どもたちの保育園に通う毎日

編集部　どのような研究をされているのですか。

今出　私の研究は、高温高圧装置を用いて結晶を作るというものです。実験室には、大きな装置が置かれ、まるで工場のようですよ。私たちは、欠陥が少なく、かつ大型で製造コストが安い次世代半導体結晶の作製を目指して研究を行っています。それが可能になると、これまで以上に高輝度で高寿命の発光ダイオードが作れたり、将来の電気自動車に必要なエネルギーロスの少ないスイッチング素子の実現が期待できるようになったりします。

編集部　奥様とはどのように知り合われたのですか?

今出　博士課程を終えた頃、いろいろな業種の方とコミュニケーションをとる機会を作ろうとしたことがありました。研究者は視野が狭くなりがちだと思っていたからです。そうしているときに、友人の紹介で、妻と知りあったのです。妻は中高一貫校の音楽教師です。私とはかなり違った環境で育ってきており、性格もかなり違っていて、おもしろいですよ。

編集部　現在は子育て真最中だそうですね。

今出　はい。三人の子どもがいます。私が特任助教になって一か月のときに最初の子が産まれ、双子でした。そしてその約二年半後に、次の子が生まれました。妻は産休と育休を連続してとることができたので、この時期は、子育てはほぼ妻にまかせきりでした。そうはいっても双子ですから、私も手伝わなくては生活が成り立ちません。午後七時くらいに

筆者のプロフィール

二〇〇七年大阪大学大学院工学研究科機能性材料創製領域。博士課程修了。博士(工学)。同大同研究室特任助教、助教を経て、二〇一六年准教授(原稿執筆時)。
＊二〇一八年二月に外資系民間企業に転身。家族で渡米に向けて日々奮闘中。

は大学を引き上げて、流れ作業のようにして子どもたちをお風呂に入れ、寝かしつけてといった毎日でした。

妻が仕事に復帰した二〇一六年からは、私の出番が大幅に増え、保育園の送り迎えは私の担当になりました。お迎えに行くため、午後五時半くらいには研究室を退出させてもらっています。保育園は職場である大阪大学から車で五〜一〇分ほど、自宅も大学の近所です。幸い、三人の子を同じ保育園であずかってもらっています。それを第一条件に保育園を選びました

妻は通勤に片道一時間半ほどかかるので、妻の帰宅までに、子どもたちの世話は一通り済ませてしまいます。

編集部　具体的に子どもたちの世話というのは?

今出　週日の一日をどのように過ごしているか説明しましょうか。朝は、妻が中心ですね。妻は五時に、子どもたちは五時半くらいに起きます。子どもたちのご飯を済ませて、妻は六時半くらいには家を出てしまいます。

私も、少し前まではやはり五時に起きていたのですが、子どもたちも大きくなり、今は、六時頃に起きます。私の役目は、子どもたちに保育園に行く支度をさせて、車で保育園に送っていくことです。私は、そのまま大学に来ます。

夕方になると、先ほど言いましたように、五時半頃に私は大学を出て、子どもたちを迎えに行き、家に帰ります。妻が、ごはんのおかずを土日に一週間分作り、冷蔵庫に入れて

あるので、そのおかずを温めて、子どもたちといっしょに夕ご飯を食べます。妻が遅いときには、そのままお風呂に入れて、寝かしつけます。

子どもが熱を出したりして保育園に迎えに行かなければならないときは（子どもはよく熱を出しますからね）、だいたい僕が行きます。ごくまれですが、僕が出張のときなど、妻の母に二時間半かけて来てもらったこともあります。

限られた時間の中で成果をあげていく

編集部　五時半に帰ることは、研究室の皆さんの理解を得られている？

今出　私は毎日五時半に帰らせてもらっているわけですが、研究室の教授、そしてメンバーの理解が得られているから、それができていると思います。研究室のルールは、教授が決めるわけですからね。私は准教授のポジションを提示されたとき、「こういう（子育てをする）働き方になりますが、精一杯やります」と言って、引き受けさせていただきました。理解のある教授の下でなければ、このような子育てはほとんど無理ですよね。

研究室のみんなも、僕は五時半にいなくなるとわかっているので、私に確認が必要な用事はそれまでに済ませてくれています。このようなメンバーの皆さんの理解があってこそ、研究と子育てを両立できているのだと思います。研究室の教授の先生やメンバーには本当に感謝しています。

編集部　研究室には他にも子育て中の人はいらっしゃいますか。

BOSSのつぶやき

子育て中の研究者が働きやすいとしたら、それはウチのラボの所帯が大きいことがポイントでしょう。いろいろな役割をチーム内で分担できるのです。

BOSSのつぶやき

いい仕事さえしてくれれば、その人が何時にラボに来るかなんかは関係ないです。ウチのメンバーには、それぞれその人にしかできない役割があるので、それで成果を上げてくれればいい。その仕事を半分の時間で完成できたら、残りの半分の時間を子育てに使うのはその人の選択です。（工学科教授）

今出　いますよ。例えば、奥さんがまもなく仕事に復帰されるという人がいます。その人は、「（妻が仕事に復帰したら）五時に帰らせてもらうつもりです」と言っています。私は、ぜひ子育てを一生懸命やってほしいと思います。長時間働くのもありがたいですが、仕事の時間が長ければ成果が上がるかというと、一概にそうとはいえないと思うのです。

一方、子育てをしていると、人間的に学ぶことが多く、自分の仕事にも役立つことがあると思います。例えば、子どもは親のかがみといいますが、本当にそうで、私の言葉使いを真似する。こんな言葉を使っていたのかと、反省することがあります。言葉使いや人との接し方について学ぶことになるのです。また、時間を効率よく使う工夫もしますよね。一日は二四時間しかないわけですから、手際よく時間を使わないと仕事が回りません。決まった時間でどれだけやるかと常に考えるわけです。研究をしながら、家庭をもち、子育てもやりますというのは、いろいろな意味で決してマイナスではない。どうやって両立させるかを考えて、それを実行できる人であれば何の問題もありません。子育てが終わったらどんなことをしてやろうかと考えるのも、いいですね。

もちろん、いろんな考え方の人がいるわけで、みんながみんなイクメンでなくてもいいと思います。みんなそれぞれ個性があるのですから。

研究者という職種は子育てに有利なのでは？

編集部　子育てをしていることで、あきらめなくてはならないことはありますか？

今出　子育てをしていてできないことといったら、夜飲みに行くことくらいでしょうかね。研究室の仲間との夜のコミュニケーションはとても少なくなりました。でも、それが絶対不可欠というわけではないし、一方で、家庭なしでは、仕事もないですから。優先順位の問題ですよね。夜の付き合いは、子どもたちが大きくなって、また行けるようになったら行けばいいと思いますし、必要なコミュニケーションはお昼のうちにとるように意識しています（さすがにお昼からお酒を飲むわけにはいきませんが）。親が子どもたちと密に接していられるのも、一〇歳くらいまででしかありませんし。

編集部　子育てや家事の分担などの方針は、ご夫婦の間でどのように決めたのですか？

今出　私が妻と結婚したとき、私はまだポスドクでパーマネントの職にはついていませんでした。結婚したら、家事と仕事をどういうバランスでやっていくかは、妻と話し合いました。夫が仕事に集中して、一家を養える収入を一人で稼ぎ、妻は家事に専念するというスタイルか、あるいは、夫と妻が家事も仕事もするというスタイル。私たちは後者に決めました。こう言ったら失礼かもしれませんが、大学の研究職というのは、給料という点では最高とは言えないでしょうが、バランスよく生きるスタイルを望む人には適しているといえると思います。

編集部　女性の研究者に何かアドバイスはありますか？

今出　女性が十分に働けるようになるには、男性が、女性をヘルプできるような仕事環境が必要なのではないかと思います。最も近くにいるパートナーがどれだけ奥さんの力にな

パーマネントの職　任期の定めのない研究職。

れるか。

それから、私の妻がよく言います。気持ちの面でどれだけ夫婦が寄り添えるかも大切だと。つまり、旦那さんがあまり子育てに時間を割けなかったとしても、奥さんに対して感謝の気持ちを抱き続け、それを伝えることが大切だと思います。でも、実際に少しでも子育てに参加してみないと、それがどれだけ大変な負荷なのかということを理解できず、感謝の気持ちも出てこないかもしれないですけどね。

子育ては本当に重労働で、頭も体力も使うものですよね。今私は、週末は体力的に疲れて、ウイークデイは精神的に疲れるという、サイクルで回っています（笑）。これも、私が三〇代で、いわゆる働き盛りの年齢だからできることなのでしょうか。仕事に半分、子育てに半分時間を割くという、二者を両立させるパワーも、今の年齢だから可能なのかもしれません。

＊二〇一八年二月、私は、海外の最先端の半導体関連企業で開発に携わりたいという夢を追って、外資系民間企業に転職しました。今は、単身赴任で、大学勤務時代ほどの子育てはできていませんが、近い将来、家族で渡米し、これまでとまったく異なる環境での子育てに挑戦したいと思っています。渡米準備中の今は、子育てに関して妻に大きな負担をかけていますが、これまで共に子育てをしてきた七年間があるからこそ、妻の理解が得られていると思います。

保活に失敗しかけたけれど

●情報収集と少しの幸運が必要だ●

岩井美幸

日本学術振興会の特別研究員として働いていたポスドク時代に、産休と育休を取得。育休が明けて、いざ「保活」となったとき、思わぬところに落とし穴が待ち受けていた。保育園入園の申請を行うものの、特別研究員の立場が区役所に理解されず、右往左往。はたして、仕事に復帰できるのだろうか。

認可保育所の申請でつまずく

大学で薬学を学んだ後、東北大学大学院医学系研究科の医科学修士課程に進学し、そのまま同じ研究室の博士課程へと進みました。博士の学位を取得したのが、今から約八年前の二〇一〇年三月。その後、二児の母となりました。現在、上の男の子は六歳、下の女の子は二歳です。学位取得後五年間ポスドクとして、東北大学大学院の医学系研究科に約一年、薬学研究科に約四年（その間、出産休暇と育児休暇が一年半）在籍しました。現職についたのが、二〇一五年になります。

私がポスドクのとき、夫は私立大学の薬学部の助教で、二人とも研究者で、お互いに細胞実験や動物実験に携わっていました。ここでは、二〇一一年に産まれた上の子の保活をどう乗り越えたかについて書きたいと思います。

私は、当時、日本学術振興会（略称は学振）の特別研究員という身分で、ポスドク（博士研究員）一年目は医学系研究科でDCからPDへの資格変更によるポスドクであり、残りの四年は薬学研究科で新たに得たPDのポジションでした。二〇代のうちに出産したいという思い（産科の講義を聞いたときにそう思いました）と、学振の特別研究員という身分で、研究の責任は個人にあり、産休や育休を取得しても他研究者への迷惑が最小限というこどもあり、出産を考えるようになりました。そして大学時代から共に歩んだ夫と結婚し、東日本大震災も経験するなか、妊娠が判明しました。初めてでわからないことばかり

DCとPD
日本学術振興会が優れた若手研究者を支援する特別研究員事業のうち、博士課程在学者対象のものをDC、博士号取得者対象のものをPDと呼ぶ。詳しくは181ページ参照。
学振DCの在任中に博士号を取得した場合、残りの任期中の資格がPDに変更される。

でしたが、妊娠からほどなくして、保育園に入れるかどうかを心配するようになりました。四月のタイミングでないと認可保育所に入るのが難しいと知ったからです。私の場合は一二月が出産予定日なので、次の四月では子どもはまだ四か月、はじめての子ということもあり、一歳までは子どものそばにいたいと思い、保育園入園は次の年度にしようと決めました。育児休業制度がない時代は、生後二か月くらいから職場復帰していたという研究所の先輩ママさんの話を聞くと、私たちは恵まれているなあとも感じました。

研究の場に復帰するとなると保活をするわけですが、もともと仙台市では保育園が不足していたのに加え、当時は東日本大震災後です。沿岸の保育園が被災したこともあって、入園は大変だと聞いていました。でも、「まあ、入れるだろう」と安易に考えていました。ところが、結論から言うと、認可保育所には入れませんでした。区役所からの説明では、学振の特別研究員の扱いを「学生」として処理したためだと言われました。しかし、納得できないと思って、区役所にかけあいました。「特別研究員にはDCという学生の身分もいれば、私のように博士を取得したPDもおり、これはポスドクであり学生ではない」と私は説明しましたが、区役所は「すでに通知を出した後であり、くつがえせない」と、ゆずりません。

区役所の方とやりとりをするなかで、学生として扱われた理由がわかりました。保育園への申請のためには「勤務証明書」の提出が必要ですが、私が提出した書類には「採用証明書」と書かれていたからだというのです。私は日本学術振興会に勤務証明書の書類を

認可保育所
国が定めた広さや職員などの基準を満たし、各都道府県知事に認可された保育園。これ以外のものを認可外保育園と呼ぶ。保育園と保育所の分類は187ページ参照。

筆者のプロフィール
二〇一〇年東北大学大学院医学系研究科博士課程修了。博士(医学)。特別研究員(PD)として、二〇一〇年同研究科、二〇一一年同大学薬学研究科。二〇一五年より国立環境研究所研究員。

送って、記入をお願いしたのですが、返送されてきたものを見ると、「勤務証明書」という文字が訂正されて「採用証明書」となり、他にもたくさんの文言が修正されていました。区役所ではその書類を見て、日本学術振興会に連絡をとって確認したようですが、「雇用関係はない」という学振側の回答だったため、学生として扱うことになったとのことでした。学振側としては規定通り対応したのだと思いますが、もう少し配慮が必要であったと思います。

そこで私は、別の学振研究員に、どのように書類を用意したのか聞いてみました。すると、大学の事務さんに書いてもらったということでした。そのやり方でよいのかと、すぐに大学の事務に走り、勤務証明書を書いてもらいました。そして、書類を区役所に提出したのですが、「すでに出した通知はくつがえせない」ということでした。情報収集が足りなかったと、後悔しました。ただし、今後のこともあるので、学振研究員のPDは学生ではないことを踏まえて、次回の申請のときには、適切に評価してほしいとお願いをしておきました。その際、当時、東北大学の男女共同参画分野でご活躍されているO先生にこの件についてご相談し、先生から学振側にこの制度について周知を徹底するようお話しいただいた記憶があります。

区役所の申請書類については、後になってもう一つ気づいたことがありました。書類には保育理由を書く欄が五行分程度あるのですが、保育理由をA4用紙一枚の別紙に書いて添付している人もいることを知り、驚きました。もちろん申請書にはそのようなことが可能とは書いてありません。いずれにしても、私が認可保育所に入れなかった理由としては、震災の影響、学振研究員であったこと、保育理由のアピール不足など、いろんな状況が重なった結果であるともいえます。

残されたチャンスは大学の学内保育園のくじ引き

認可保育所に入ることができなくなり、研究者として復帰できるだろうかと不安が大きくなってきました。そこで、認可外保育園や少人数の家庭保育などの見学をしたり、説明を聞きに行ったりしましたが、私には、ここはと思えるところはありませんでした。そんななか、「灯台もと暗し」でしたが、東北大学には学内保育園があることを知ったのです。さっそく申請することにしました。「応募者多数のため、くじ引きです」と大学総務から言われ、落ちたらもう学振を続けられないかもしれないという気持ちで、結果を待ちました。結果は、幸運でした。無事、くじ引きに当たったのです。職場復帰できることとなって、本当に安心しました。学内保育園があって本当によかったです。設立に際し尽力してくださった先生方に感謝いたします。

保育園に通いはじめてからは、皆さんもよくご存知と思いますが、子どもの発熱の嵐でした。一歳半過ぎた頃からだいぶ多くなり、そのときはたびたび研究室からお休みをいただいて、対応していました。当時所属していた教授の理解もあり、研究を少しずつ進めていけたとは思いますが、学生時代と違って時間がかなり限られた状況のなか、「時間をどう使うか」が子育てをしながら続ける研究の重要な部分となりました。もしかしたら、このときにお世話になった教授は私の働きに物足りなさを感じていたかもしれませんが、子どもがいても、研究者を続けられたことに感謝しています。

就活、「プライベートは見ない、仕事で判断する」という言葉に救われる

日本学術振興会の特別研究員（ＰＤ）の任期は限られているので、私は次のポジションを探すことにしました。タイミングとしてどうだったかは別として、私は二人目を妊娠中だったので、いろいろ悩みました。幸いにもすでに日本学術振興会の特別研究員（ＲＰＤ）の内定は出ており、研究者を続けられることはわかっていたものの、これまでの保育園申請での扱いなどから学振研究員を卒業したいという思いが強くありました。ですから、他の安定した研究職のポストを探していました。とはいえ、妊娠中の状況で、研究職の公募に応募してよいかどうか、最後まで悩みました。

妊娠中の研究職への応募について、当時いろいろな方に相談すると、「問題になる」などさまざまな苦言をいただきました。それが日本の社会的常識なのだろうと私も思いました。そのなかで、大学院博士取得時の私の恩師のS先生には、「いろんなことを言われるかもしれないが、気にする必要はない。欧米ではプライベートは見ない。仕事で判断する」と言われました。その言葉は今も忘れません。そして、幸運にも、現職（国立環境研究所の研究員）に採用されました。

RPD
日本学術振興会の特別研究員のうち、出産や育児で研究を中断した人の復帰を支援するための制度。詳しくは181ページ参照。

Nさん、Iさん、Nさんほか、研究所の方々にも心から感謝しています。理解のある方々に巡り会えた「出会い」こそが、私が研究者でいつづけられる最大の理由だと思っています。また、現室長のNさんは、アメリカでの生活が長かったこともあり、育児に非常に理解があります。ライフワークバランスを目指しやすい働きやすい職場にいられること、そして研究を続けられることを噛みしめながら、研究を通して恩返しをしていきたいと思っています。

ポスドク時には私大の助教だった夫は、私の現職の採用を機にそのポジションを辞め、現在は薬剤師として働いています。大学教員のときには、子どもと夕食を食べる機会がほんどなく、一緒に夕食を食べられる職に転職したい、と私に言いました。当たり前のことでしょうが、難しいことです。私がもっと良妻賢母であればよかったのかもしれませんが……。夫の、そして父親としての大きな支えに心から感謝しています。

妊娠中に母親が受けた化学物質の、子どもへの影響を調べるのが仕事

私の専門は衛生学の分野の一つで、環境保健という分野になります。衛生学とは、簡単に言うと、「生を衛《まも》る」、つまり病気の予防に関する学問です。環境保健のなかでも、私が特に興味を持っているのは、妊娠中に母親がさまざまな環境汚染物質（メチル水銀やポリ塩化ビフェニルという残留性の高い化学物質など）にさらされると、出生後にその子どもに発達の偏りや遅れがみられるということです。私が大学院生だった当時（一〇年前頃）、

欧米を中心としてメチル水銀やPCBの胎児期曝露による子どもに対する神経発達への影響に関する研究が進められていましたが、日本にはそういった調査が少ないのが現状でした。数少ない胎児期の化学物質曝露の影響を明らかにすることを目的とした出生コホート調査（妊娠中からご協力いただき、出生後にそのお子さんの発達や健康状態を継続して調べる調査）が東北大学で行われており、修士課程からその研究室の門を叩きました。修士、博士、ポスドクと延べ約一三〇〇名の血液や毛髪などの水銀を測定したり、マウスや細胞などの実験を通してメチル水銀の神経発達への影響や毒性メカニズム研究に携わってきました。これらの大学院やポスドク時代の研究経験が基盤となって、現職に至っています。

現職では、環境省事業として二〇一一年より始まった大規模な疫学調査「子どもの健康と環境に関する全国調査（エコチル調査）」に携わる機会をいただいています。この調査では、赤ちゃんがお母さんのお腹にいるときから一三歳になるまで、定期的に健康状態を確認させていただき、環境要因が子どもたちの成長・発達にどのような影響を与えるのかを明らかにしていきます。この調査の中で、どういう化学物質を評価対象とすべきか、どのような分析や調査が必要かを検討したり、参加者向けのニュースレター作成などに携わっています。これまではメチル水銀やポリ塩化ビフェニルなど限られた物質を扱うことが多かったのですが、エコチル調査ではさまざまな化学物質をターゲットとしていることから、物質に関するより幅広い知識が必要になっています。またエコチル調査に関わるだけでなく、バイオモニタリング（ヒトがどのような化学物質の曝露を受けているか）に関

子どもの健康と環境に関する全国調査（エコチル調査）
http://www.env.go.jp/chemi/ceh/about/index.html

する研究も進めており、子どもの健康と環境との関連について研究し、よりよい生活環境への施策などに還元できればと考えています。

次の世代の女性の研究者の方たちへ、ぜひこれだけは覚えておいていただきたいことがあります。私は、「自分の思い（目標）があれば、子育ても仕事もどうにかできる」と考えています。子どもを産んでわかることがたくさんあります。子どもの成長とともに、新たな角度で物事をとらえることができたり、自分自身の成長にもつなげられたりもできます。先輩研究者ママさんとともに、先人が築いてきた道のりをともに強固にしませんか。

公務員として働くことを選択する

畑中里衣子　地方自治体職員

薬学部を卒業した後、大学院に進学して博士課程を修了し、現在は保健所職員として勤務しています。博士課程修了後には多くの人が研究者としての道を選ぶなかで、公務員として働くことを選んだ私は一般的ではないかもしれませんが、一例として読んでいただければと思います。

博士号取得後、公務員になる

幼い頃、手術や通院などで病院に通う機会が比較的多い子どもでした。通っていた病院の先生やスタッフの方たちが皆優しく、私もその病院が好きだったため、大学は医療系の学部に入りたいと自然に思うようになり、薬学部に入学して臨床薬剤師を目指しました。大学院でも、薬の合成や分析などの物質を対象とした研究ではなく、より臨床に近い研究に携わりたいと考え、高血圧や動脈硬化といった循環器疾患、アルツハイマー病に関する研究を行ってきました。

しかし、研究を続けるうちにそのおもしろさに魅了されてしまったのです。博士課程進学の頃には研究者を目指すようになっていました。高血圧や動脈硬化が要因となって発症する脳卒中、心筋梗塞などの脳心血管疾患、あるいはアルツハイマー病は、発症またはその後遺症による患者本人の生活の質の低下だけでなく、それに伴う家族の介護や医療費など、個人的にも社会的にも負担の大きな疾患であり、社会的に重要な問題となっています。そこで、「これらの疾患を『発症する前に発見し予防する』、あるいは『重症化を抑える』ために役立つ知見を生み出したい」という思いから研究してきました。

さらに研究を続けるなかで、「病気の予防に関する研究成果が出てきている一方、その研究成果は行政の施策に生かせているのか」という疑問が生意気にも生じてきました。また、「こうすると体によい」とわかってはいても、自分を含めて人はなかなか行動に移せないもの。意識しなくても健康的な行動をとれる町づくりなど、病気の予防や健康増進のための仕組み作りをすることも重要なのでは、と思うようになってきました。大学院で研究を続けてきた自分が行政機関で働くことで、研究と行政の橋渡しをすることができるのではないか、と考えるようになり、行政機関で働くことに興味を持ちはじめました。

行政の仕事を調べてみると、保健所などで公衆衛生に関する業務を幅広く行っているようでした。公衆衛生*とは、コミュニティの組織的な努力を通じて、疾病を予防し、寿命を延長し、身体的・精神的健康と能率の増進をはかる科学・技術のことです。私がこだわっていた「予防」がキーワードになる仕事が行政にもありそうだ。様々な研究で得られた病気の予防あるいは健康増進に関する知見を、良い政策を作ることで社会に還元する、ということもやりがいのある仕事なのではないかと思い、それまで生きてきてはじめて、公務員として働くことが人生の選択肢にあがりました。

通常の採用試験では受験可能な年齢を超えていたものの、私の志望した地元地方自治体には、社会人経験者採用枠がありました。日本学術振興会の特別研究員だった私は、幸いにも特別研究員だった期間を社会人経験として認めていただき、無事受験資格を取得、受験することができました。私の記憶では、薬剤師の場合は、試験の種目に教養試験がなく、専門試験と、小論文、面接（自治体や実施時期により試験内容は異なります）のみでしたから、試験準備に割く時間が短くて済み、博士課程修了に向けて論文も書かなければならなかった私には、好都合でした。試験には無事合格することができ、大学院修了後、地方自治体の職員として働くことになりました。

地方自治体の保健所で食品衛生の仕事に携わる

大学院修了後、地元の自治体の職員として勤務することになった私ですが、結婚のため一度退職したあと、現在は別の自治体の職員として働いています。

ここで、現在の私の仕事を紹介します。私の職場は、地方自治体の保健所です。地方自治体の組織は、大きく分類すると本庁と出先機関に分けられます。本庁は、事業の企画・立案、条例の制定、国や他の自治体との連絡調整等、拠点としての役割を担っています。出先機関は、管轄地域における住民や事業者との対応といった実務を担っており、私の所属する保健所はこちらに該当します。

保健所は、地域住民の健康の保持および増進を目的として設置されている行政機関です。その仕事内容は、母子保健、難病対策、感染症対策、精神保健対策などといった「対人」保健分野と、医事・薬事、環境衛生、食品衛生などといった「対物」保健分野で、多岐に渡っています。携わる職員の職種も多様です。医師、獣医師、保健師、栄養士、薬剤師といった専門職が、多く配置されています。

その中で、私が担当するのは食品衛生に関する業務です。食品衛生の仕事の目的は、飲食による衛生上の危害の発生を防止し、人々の健康を保護することです。昨今、ニュースで食中毒事件や食品への異物混入事件などを耳にすることがあるかと思いますが、このような事件を未然に防止することが私たちの仕事です。具体的な業務内容としては、食品関係営業施設の許認可事務、食品事業者からの相談対応、広域に流通する食品の製造施設や大量調理施設などの監視指導、事業者に対する講習会、消費者へのリスクコミュニケーションなどがあります。また、起こってほしくはないことですが、食品にかかわる苦情（異物混入など）や食中毒の調査、それに伴う事業者への再発防止指導なども行っています。また、普段の監視指導業務のなかで気になったことについて、調査研究を行う場合もあります。通常業務と並行して行うため、使える時間や設備に制約があり、大学や研究所のようにはいきませんが、調査研究の計画を立て、実行し、国や自治体の研修会などで発表しています。

仕事のやりがいは、地域の政策づくりにかかわれること

「病気の予防・健康増進のための仕組みづくりにかかわりたい」と考えて公務員になった私にとって、仕事のやりがいは、地域の政策づくりにかかわっていけることです。先述のとおり、地方自治体において政策づくりは本庁が主導して進めますが、現場でないとわからない感覚やその場所ならではの実情もあるので、出先機関の職員にも意見が求められます。小さくても自分の意見が反映されるのは、より良い政策づくり、ひいてはより良い地域づくりに少しでも貢献できたとの実感につながり、やりがいを感じます。

また、監視時に指摘した問題点を事業者と一緒に改善へと導く過程で、事業者の衛生管理に関する意識が変わっていくときや、事業者との信頼関係ができ、指名して相談に来てくれるときなどは、自分の一つ一つの仕事の積み重ねが誰かの役に立ち、また、地域の食の安心・安全につながっているという大きな責任感と達成感を感じます。

一方で、公務員は定期的に職場の異動があります。薬剤師のような専門職の場合は、

携われる業務が限られていますが、現在と異なる業務、あるいは本庁に異動して前述のような政策作りなどの業務に主体的にかかわっていける可能性があることなどから、今後、また別のやりがいを見つけることができるのではないかと期待しています。

「今」の積み重ねが未来につながる

この本を読んでいらっしゃる方のなかには、今後の進路選択について悩んでいる方も多いのではないかと思います。そんな皆さんに私が伝えられることがあるとしたら、「自分の興味が向く方向に、素直に進んでよいのではないか」ということです。自分の心が動く方向には、何かしら自分がしたいことに気づくためのヒントが隠されているのではないでしょうか。仮に、初めに選んだ道とは違う道を結果的に選んだとしても、やってみたからこそ気づくこともありますし、初めに選んだ道がきっかけで次の道が見えてくることもあるかと思います。何がきっかけとなって次の道が見えてくるかはわかりません。まずは、自分の「やってみたい」という気持ちを大切にしてよいのではないかと思います。私の経験が、少しでも皆さんのお役に立つことがあれば幸いです。

＊C・E・A・ウィンスローによる公衆衛生の定義は、『シンプル衛生公衆衛生学２０１８』鈴木庄亮監修、小山洋・辻一郎編集、南江堂、二〇一八年刊にもとづく。

プロフィール　二〇〇五年、東北大学薬学部卒。二〇一二年、東北大学大学院医学系研究科博士課程修了。博士（医学）。二〇一二年より地方自治体職員として勤務。

やれるところまでやってみよう

●子育ても研究もあきらめない任期付研究員●

長濱祐美

宮城県、北海道、佐賀県、茨城県。任期付研究員として、四か所の職場でさまざまな経験をくぐり抜け、子育てと研究を両立させる生き方を手探りしてきた。生態工学の研究分野を一度は離れたこともあったが、今は、この分野で研究職を続けたいと考えている。別居の続いた夫とも、四か所めでようやく同居が実現した。目の前のこと一つ一つにあきらめずに粘り強く対処していけば、道は開ける。

人間社会と自然環境が共存する方法を探る研究がしたい

大学三年生のときに出会った一本の論文。それは、かつての東京湾に広がっていた干潟の再生を目的として、大規模な実験施設を使って生息生物と環境との関係を明らかにした工学系の論文でした。人工的に作り出した干潟がどのような生態系を形成するのか、それは、どのようなメカニズムによるものなのか。失われた生態系を人工的な手法で再生する可能性について書かれたその論文は、生き物や環境に興味を持っていた私に衝撃を与えました。それをきっかけに、人間社会と自然環境の共存を考える「生態工学」という学問領域に魅了され、大学院への進学を決意したのです。

東北大学の大学院では、実際の干潟をフィールドにして、干潟に生える海草と巻貝やゴカイなどの小さな生き物との関係を探る研究を行いました。月に一回程度の頻度で現場に行き、生き物や、生き物が棲んでいる場所のいる水や泥を持ち帰ってきます。それを実験室で分析し、時には飼ってみて、生息環境や餌源を調べていく。そのような作業を積み重ね、自然界でバランスを保っている生態系の仕組みを解き明かしていく研究は、自然環境の再生の道を探ることにつながり、とても有意義に思えました。

所属していた環境生態工学研究室は、工学研究科土木工学専攻の研究室です。当時三十名ほどの学生が在籍していましたが、女性は数名しかいませんでしたが、私はまったく気になりませんでした。男性に混ざって力仕事もしましたし、実験や解析が深夜におよび（時

筆者のプロフィール

二〇一〇年東北大学大学院工学研究科土木環境生態工学博士課程修了。博士（工学）。北海道大学科学技術コミュニケーション教育研究機構（CoSTEP）博士研究員、佐賀大学低平地沿岸海域研究センター講師を経て、二〇一五年より茨城県霞ケ浦環境科学センター技師（任期付研究員）。

にはお酒を飲んでしまって）、研究室で寝泊まりすることもありました。先生方や仲間に恵まれ、楽しく充実した毎日でした。

そんな生活が続いた修士一年生の冬。一般的には就職活動を始める時期でしたが、あと一年でこの研究生活を終えてしまうのはとても残念だと思いました。そこで、両親や指導教員に相談し、博士課程への進学を決めました。この頃はまだ、将来については漠然としか考えていませんでしたが、博士後期課程の三年生のとき、日本学術振興会の特別研究員に採用されました。通称「学振（ガクシン）」と呼ばれるこの制度は、研究費と給与を得ることができることから、若手研究者への登竜門と言われており、研究者を目指す学生の応募が多く、その倍率も高いものでした。このときから、研究者の道を歩み始めたように思います。

学振（ガクシン）
ここでは、日本学術振興会の特別研究員事業のことを指す。若手研究者の支援制度。詳しくは181ページ参照。

遠距離恋愛から遠距離結婚へ

博士号の取得をきっかけに、同じ研究室で同期だった夫と結婚しました。夫は修士課程の修了とともに卒業し、一般企業に就職していたので、三年間の遠距離恋愛を経ての結婚でした。

当時、夫は福島県に住んでいましたが、私は、宮城県仙台市にある東北大学の研究室で日本学術振興会の研究員を続けていました。そこで、普段は一緒には暮らさず、週末の休みなどに車で二時間かけてどちらかの家に行く、「遠距離結婚生活」が始まったのです。

配偶者と住む場所が異なる、いわゆる「遠距離婚」や「別居婚」の先輩研究者の話はよく耳にしていましたし、指導教員の一人も遠距離婚でした。ですから、私たちはあまり違和感なく結婚することを決めたのですが、後になって研究職ではない知人から、「一緒に住めないのに、なんで結婚しようと思ったの？」と聞かれ、「あぁ、特殊な選択だったのかな」と、思ったものでした。

また、結婚するにあたり悩んだ問題もありました。まずは、研究の継続について。「研究を続けたい」という意思は夫に伝えていたつもりでいましたが、夫にとっては「別居婚など〝普通でない〟選択をしてまで研究を続けたい」とは思ってもいなかったようです。私にとってみれば、研究を続けるために別居婚の選択があるのは当然のように思っていました。その認識の齟齬が明確になったのは、結婚直前のタイミングでした。お互いにとてもびっくりして、大慌てで数時間に及ぶ話し合いを設け、「一時的な別居婚は可能だが、最終的には同居を目指すこと」という結論に至り、ほっとしたことを覚えています。

あとは、苗字について。今までの論文や学会発表などは旧姓で行ってきているので、結婚して苗字が変わってしまうと今までの研究成果を生かすことができないように思えたからです。先輩研究者の多くは男性なので、彼らに相談しても有効な解決策があるとは思えませんでした（今考えると、別な角度からの有意義な示唆が得られたと思うのですが）。そこで、研究者を志す女性の仲間たちに相談し、「旧姓使用」という制度があることを知りました。

旧姓使用
旧姓を通称として使用すること。企業や資格などによって使用できるかどうかの対応が異なる。179ページ参照。

妊娠・出産についても、漠然とした不安を感じていました。子どもは欲しいと思っていたのですが、少なくとも出産のためには休みを取得せざるをえないのです。若手のうちは、任期付きの研究職を転々とするケースが多いのですが、新たな研究ポストを獲得するためには熾烈な競争にさらされます。勝負を決めるのは、研究能力を証明するとされる、論文などの出版物や研究資金の獲得実績などを主とする「研究業績」です。研究を休んでしまうとその期間は業績を出せませんから、どうしても他の研究者と比較すると見劣りがすると考えたのです。そのような漠然とした不安について、先輩の女性研究者に相談させていただいたこともありました。妊娠時期をコントロールして、研究に影響が出ない時期に産休を取得したといった体験談も伺いましたが、結局、私の背中を一番強く押してくれた言葉は、「なるようになるから大丈夫」というものでした。このとき初めて自分が女性であることを強く意識し、また女性研究者の仲間がいることをとても心強く思ったものでした。

科学コミュニケーター養成講座のポスドクとして長女を出産

研究を進めていくうちに、人間社会と自然環境の共存を考えていく上では研究や行政の側からだけでなく一般市民の側からのアプローチも大切であり、社会と科学をつなぐ「科学コミュニケーター」と呼ばれる人材が重要だと思うようになりました。幸いにして縁にも恵まれ、日本学術振興会の研究員の任期が切れた二〇一一年からは、北海道大学の科学技術コミュニケーション教育研究機構でポスドクを勤めることになりました。当時、夫は青森県、私は宮城県に住んでおり、私が北海道に引っ越したところで遠距離婚であることには変わりはありませんでしたので、あまり抵抗はありませんでした。

新しい職では、今までの自然科学系の研究職から離れ、教育や研究広報が主な仕事になりました。戸惑うことも多かったのですが、研究職のように昼夜問わずの仕事でなかったことから、子どもを産むチャンスだと思いました。幸いにして第一子を授かることができましたが、妊娠が判明した直後は、この先どうなるのだろうかと不安でした。ですが、先輩からいただいた「なるようになるから大丈夫」という言葉を支えに職場に相談しました。職場では、嫌な顔ひとつせずに受け入れていただき、女性のスタッフが多かったこともあって、初めての妊娠期間を不安なく過ごすことができました。北海道大学に移って一年目の冬、二〇一二年の一月から産休に入り、一月末に長女を出産しました。

どうしたら研究職に戻れるだろうか

第一子を出産した八週間後、産休明けのタイミングで仕事に復帰。着任してから一年が経っていなかったので、育休は取得できませんでしたが、キリがいいからという理由で一〇日ほどを欠勤扱いとし、復帰は新年度からとしました。北海道大学では勤務時間の縛りが厳しくありませんでした。周りのスタッフが皆、裁量労働制度下での勤務だったことによるものだと思います。朝夕の出退勤時間に融通が利くことは非常に助かりました。当時通っていた保育園は、朝は八時半から一七時半までが通常保育でしたが、その後二〇時ま

裁量労働制
仕事のやり方や時間配分を労働者の裁量に任せる制度。詳しくは193ページ参照。

延長保育
やむをえず規定の保育時間を超えてしまう場合に、延長して子どもを預けられる制度。

ベビーシッターの補助が出る制度
二〇〇八年から北海道大学女性研究者支援室が行っていた病児保育サポートシステム「さんりんしゃ」のこと。札幌市の制度充実を理由に、二〇一七年三月で制度は終了。

での延長保育がありました。延長保育では、希望を出せば子どもに夕ご飯を食べさせてもらえました。そこで、週に一度ほどの頻度で延長保育を利用し、たまった仕事を片付けるスタイルをとりました。今振り返ると、このスタイルが、自宅でゆっくりと子どもと過ごす時間を確保しつつ、一番しっかり仕事ができていた時期だと思います。

また、学内の女性研究者支援室や先輩の研究者に相談し、いろいろなサービスを教えてもらいました。自宅での病児保育をベビーシッターに依頼した場合に補助が出る制度も利用しましたし、夜が遅い仕事のときは、夜一〇時までの保育が可能な学内保育園に一時保育をお願いしていました。これらのシステムは、夫と離れ、近くに身寄りもなく一人で子育てをしていた私には、とても心強い制度でした。

北海道大学での任期は三年。二年目になると次の就職先を探さなければなりません。そのときには、このまま科学技術コミュニケーターを主軸とするのではなく、研究を主軸とした進路に戻ることを思い描いていました。科学技術コミュニケーターの養成講座の一つに、難しい専門の研究内容を一般の人向けにわかりやすく書く「サイエンスライティング」の授業があり、私はその授業を担当していました。受講生と一緒に研究者のもとを訪れて研究の話を聞くたびに、研究に対する情熱や、真理の片鱗に触れたかのようなわくわくした気持ちを思い出し、研究職に戻りたいと思うようになっていたのです。いったん研究職を離れてしまうと、業績の少なさから次の職に就くのが難しくなるのですが、幸いにして前職での未発表データがありましたので、それを使って論文を書かせてもらえるチャンスを得ることができました。研究者時代は、睡眠時間は「四時間あれば十分」というような〝長時間労働タイプ〟の働き方をしていたので、子どもが寝た後に、夜九時頃から深夜一時過ぎまで自宅で論文を書く生活に挑戦してみました。ところが、半年ほどたった頃、過労で倒れる事態になりました。体力に自信があっただけにとてもショックな出来事でした。これをきっかけに「自宅で仕事はしないやり方にしてみよう」と思うようになり、延長保育をお願いして職場で論文を書かせてもらうスタイルに変更しました。

これらの成果と教育経験を持っていくつかの研究職に応募し、三年目の一〇月に、佐賀大学でのポスドクの職を得ることができました。

別居婚のまま研究と子育て、両立への挑戦

佐賀大学でのポスドク職は内定が出てから着任まで三か月ほどあったので、事前に住む家を決めたり、保育園を見学して入園を決めたりすることができました。ここで決め手になったのは、〝住職保近接〟の環境でした。自宅は、職場や保育園まで車で五分とかからない近さのところに決めました。保育時間は朝八時半から夕方六時までで、その後七時までの延長保育がありました。一方、勤務時間は午前一〇時から午後二時の短時間勤務でしたが、勤務時間外も実験施設やデスクを使わせていただけたので、朝、九時頃に出勤し、夕方は六時ギリギリまで、自分のキャリアのために実験をしたり論文を書いたりする時間にあてていました。上司も若手のキャリア形成や子育てとの両立に理解があり、研究職とし

てのステップアップを応援してくれていました。当時は、研究職に戻って子育てとキャリア継続を両立できるのかとても不安で、「失敗してもいいからやってみよう」と自分に言い聞かせていたところもあったのですが、周りの応援もあり、乗り切れたように思います。短時間勤務だったこともあり、今振り返ってみると、時間的に余裕をもって仕事をしていたように思います。

佐賀大学では、川岸に作った人工池にどのような生物が住んでいるのかを明らかにする研究に従事しました。佐賀県内を流れる川の堤防の内側の岸には、ヨシと呼ばれる高さ二〜三メートルの植物が生い茂るのですが、これらの植物が厄介な問題となっているのです。というのも、大雨が降ったときにこれらの植物が水の流れの邪魔になり、洪水の危険性が高まるからです。一方で、このヨシ原は生物の重要な住処であることも知られているので、刈り取り続けてしまうのも効率的とは思えません。そこで、川岸に人工池を設けることで、水の流れを妨げずにヨシ原も保全する、人間社会との共存を可能にする技術開発に挑戦した研究の一端を担うことになったのです。学生と一緒に現場に行き、生物や水を取ってきてそれを分析する、そのような生活がまた戻ってきました。

佐賀大学には子育て中の研究者などに対し研究補助員の雇用を支援する制度がありました。この支援をいただき、上司の研究室に所属する学生をアルバイト的に雇い、実験器具の洗い物や分析の単純作業などを担当してもらいました。私はとても助かりましたが、学生も実験に慣れることができたので、研究室運営の面からもプラスになったように思いま

研究補助員の雇用を支援する制度
佐賀大学ダイバーシティ推進室が行う支援制度。研究者の指示を受けて研究を支援する業務を行う人材を雇用する経費が支援される。202ページも参照。

ファミリーサポート
各地域で「子どもの預かりなどの援助を受けたい人」と「当該援助をする人」をマッチングさせ、調整してくれるシステム。平成一七年から厚生労働省が主体となって始め、市区町村などが実施。

す。ファミリーサポートをお願いして、近所に頼りになるサポーターさんを見つけ、朝早くに調査に行くときや帰りが遅くなるときは、子どもを預かってもらうこともありました。

この時期は子どもの食事量が増え、栄養面や量で気になることが増えてきました。また子どもの自我も強くなり、一緒に買い物に行こうものなら、「歩きたい」「抱っこしてほしい」「カートを押したい」「あれを触ってみたい」などたくさんの要求で時間がとられがちになりました。そこで、この時期から食材の宅配サービスを利用するようにしたのです。いろいろなタイプがありますが、私が選んだのはその日のおかずに必要な食材を届けてくれるサービスです。一週間に一～二回でしたが、お迎えの後、買い物をせずにスムーズに帰宅できることが多くなりました。それまでは食事のバリエーションも少なかったのですが、このころから和食を中心とした食事が、なんとか食卓に並ぶようになりました。またこの時期は子どもがイヤイヤ期ということもあり、朝も予定通りに出勤できないこともありましたが、勤務時間に余裕があることで子どものわがままにもじっくり向き合うことができていたと思います。

また、「自宅で仕事はしない」と決めてはいましたが、どうしても時間が足りないときは、持ち帰って早朝に起き出して仕事をするというスタイルが定着したのもこのころです。私が寝室からいなくなってしまうと子どもが起き出すことが多かったので、寝室の一角に仕事のためのスペースを作り、布団の上で論文や報告書を書いていました。

研究職に戻ってきて一年目は、時間的な制約から思ったように研究を進めることができず、もどかしい思いもたくさんしました。「こんな中途半端な研究で意味があるのか」「研究に対して不誠実ではないのか」と思うことも多かったですし、その頃の思いは今も胸の内にくすぶっています。一方で、人間社会と自然環境の共存の可能性を追い求めていきたいという思いも強くなりました。日中は研究に従事し、夜は自宅で子どもと過ごす。その毎日は忙しく、苦しいものでもありましたが、一方で非常に充実して楽しい生活でした。また、男女共同参画に関する集まりなどで、「女性研究者はロールモデルが少ないです。ですから、あきらめずに続けてください」と聞くと、「続けている、ということだけで、次代の背中を押せるのかもしれない」と思うこともありました。幸いにしてまだキャリアを積み上げている途中ですから、「研究者として失格であれば、どこかでキャリアが途切れるだろう。それまでは研究職と家庭の両立を続けてみよう」と、腹を決めることができました。

佐賀大学での任期は二年。一〇月からの着任だったので、二年目の春が就職の勝負の時期になりました。長女は三歳、夫は東京都内の本店勤務に落ち着いていました。結婚してから五年が経ちましたが、相変わらず夫とは遠距離婚の状態で、家族で過ごせるのは一か月に一、二回でした。子どもが成長するにともない、家族で一緒に暮らせる環境を整える努力をしよう、と強く願うようになりました。また、もう一人子どもが欲しいと思っていましたが、一人で長女を育てながら、妊娠・出産・育児に挑むことは不可能に思えました。そこで、夫と同居できる首都圏内に研究職を探すのがよいと考えました。首都圏内は特に激戦区で、職を得ることはとても難しいと感じていたのですが、運よく四月から、茨城県の研究員ポストを得ることができたのです。

研究所の研究員の職を得て、夫とはじめての同居

内定が出てから着任までは、なんと一か月。あわただしく引っ越しや保育園の準備を進めました。自宅や保育園を事前に見に行くこともできず、すべて夫にお任せでした。結婚後初めて同居することになる自宅は、二人の通勤時間を考えて決めました。それでも夫は片道二時間、私は送迎を含めて一時間。また、保育園には選択肢こそありませんでしたが、運よく通勤可能範囲に一つだけ空きがありました。保育園は自宅近くか職場近くのどちらかがよいと言われますが、このときは職場よりも自宅に近い保育園になりました。保育園と職場が遠いので、必然的に保育時間が長くなります。早朝保育の仕組みを使って朝七時半から、延長保育をフルに使って夕方七時まで。三〇分残業できるかどうかの、今までと比べて余裕のないスケジュールを組まざるを得なくなりました。朝に子どもを起こす時間も早くなり、子どもの睡眠時間に不安を抱いたこともありますが、保育士の「お昼寝の時間もありますし、大丈夫!」の言葉に励まされました。

一方、夫と同居することで、家事に関して余裕が生まれたように感じました。夫は通勤時間と勤務時間が長いため、朝は七時前に出勤し、帰宅は夜一〇時頃という毎日です。ですから、土日はともかく平日の協力は期待していませんでした。しかし、家事を少しずつお願いしてみたところ、最終的に洗濯とゴミ捨てが夫の担当として定着しました。また、

忙しかったり疲れていたりして、私がサボったところを夫がカバーしてくれることも、時々ありました。「夫と同居すると食事や洗濯の負担が増えて大変」という話をよく聞いていたのですが、そして、それはおそらく事実なのでしょうけれども、「寝てしまったのに朝起きたら片づいている（こともある）」ことは、私の精神的な余裕につながっていきました。また、私は土曜日が勤務日だったのですが、市内の認可保育園で土曜日に終日保育を提供しているところがありませんでした。そこで、土曜日は終日夫に子どもを見てもらうようになりました。夫は大変そうでしたが、子どもは父親と過ごす一日を楽しみにしているようでした。

新しい仕事は県の研究所だったので、大学での研究職とはまた少し雰囲気が違いました。裁量労働の意識が強い大学と比較すると、勤務時間がきちんと決まっていますし、今まで自由に行っていたデータの持ち帰りや、職場に届いたメールを自宅で読むことはできません。佐賀大学時代に採択された外部資金を使った研究も、専念義務の観点から辞退せざるをえない状況になりました。論文の購読や必要な薬品や器具の発注にも、慣れない事務作業が必要でした。最初は戸惑いが多かったのですが、今まで以上に効率的な時間の使い方を意識するようになりました。

認可保育園（認可保育所）
国が定めた広さや職員などの基準を満たし、各都道府県知事に認可された保育園。これ以外のものを認可外保育園と呼ぶ。保育園と保育所の分類は187ページ参照。

第二子の出産、そして科研費への応募

現職の研究対象は湖水中の植物プランクトンです。普通、植物プランクトンは、ミジン

科研費
日本学術振興会が行う、科学研究費助成事業のこと。

コなどの動物プランクトンや魚など、餌になる生物として水中の生態系で重要な役割を担っています。しかし、大発生してしまうと、水が濁ったり、魚が窒息死したり、臭いがしたりと、いろいろな問題が起こります。この植物プランクトンの増減に関しての研究が、私の新たなテーマになりました。行政内での研究成果は、環境政策に直結する可能性があり、とてもやりがいのある面白い仕事だと思いました。着任してすぐ研究計画を立てたとき、上司と相談しながら、一年目は現場の水や泥を採取し、解析して現場の状況を知ることを重視し、二年目と三年目は企業に解析を委託しながら研究を進めていくという計画を立てました。二年目と三年目は少し余裕があるようにみえたのです。そして、日本学術振興会の競争的研究資金である、「科研費」に応募しました。二年目以降の空いた時間を利用して、別の視点から研究を進めようと思ったのです。同時に、第二子の出産チャンスだとも思いました。運よくチャンスを生かすことができ、着任した年の秋に妊娠が発覚しました。公務員は出産・育児に関する制度がとても整っていました。第一子のときには、産休後すぐに復帰したのですが、その後体調を崩したことを教訓にして、一か月だけ育休をもらうことにしました。一方で、第一子のときは臨月に入ってからも職場に顔を出していたのですが、今回はそうはいきませんでした。産前八週の休業が義務付けられているからです。産前産後休業があわせて四か月、一か月の育休とあわせると、実に五か月の休業となりました。出産予定は六月上旬でしたので、四月から九月まで。研究対象の植物プランクトンが増えてくるのは夏なので、調査時期としてとても大切な五か月です。「今年の調査データが取れなければ、研究が進まなくなってしまうかも……」と途方にくれました。相談したところ、代替のスタッフを雇っていただくことができたので、あらかじめ作っておいた作業計画書を渡すことでほぼ予定通りに調査を行ってもらいました。また、科研費も採択されたのですが、実施時期が出産時期と重なってしまいました。相談したところ、出産に関わる留保手続きの存在を教えていただき、科研費による研究を一年間遅らせて開始できるようになりました。

五月末に出産し、復帰予定は九月。ところが、八月にはすでに市内の認可保育園はいっぱいで、次女を長女と同じ保育園に預けることはおろか、認可保育園に預けることもできませんでした。そこで、無認可の保育園をたくさん検討し、待機児童の中でも乳児に特化して保育を行っている保育園にお願いすることに決めました。無認可ではありましたが、とてもアットホームな雰囲気のなか、親身になって次女を保育していただきました。

復帰後は、朝夕に二つの保育園をハシゴすることになりました。一時間だった通勤時間がより長くなり、残業は完全に難しくなりました。その後、長女と同じ保育園にたまたま空きができ、幸いにして一〇月から子ども二人を同じ保育園に預けることができました。しかし、〇歳児の保育時間は朝八時から夕方六時までと短く、勤務時間ギリギリの生活に変化はありませんでした。残業もできませんし自宅に仕事を持ち帰ることもできないので、研究に割ける時間は短くなったのですが、その代わりに子育てに時間を割くことができているので、今はこれでバランスが取れていると感じています。

出産にかかわる留保手続き（科研費）
科研費では産休・育休などの取得が伴う場合、科研費の執行留保や期間延長を申請することができる。

これからのことに不安がないわけではないが

研究と結婚・育児について、両立できているかどうか、と聞かれたら、今でもよくわかりません。新たな状況に置かれるたびに、ただ慌てふためいているようにも思います。しかし、たくさんの女性研究者の仲間に支えられたことは実感しています。妊娠・出産をためらっていたときに「なるようになるから大丈夫」と背中を押してくださったT先生。研究職に戻ることをためらっていたときに「研究で人を育てていく人になりなさい」と檄を飛ばしてくださったF先生。二人目の出産後に「人生が豊かになる」と励ましてくださったT先生。さまざまな環境での悩みや喜びを共有しながら進む女性研究者の仲間たち。また、近年では男性も多様なキャリアを持つ研究者が増えてきたように思い、いろいろなところで刺激を受けています。理解のある上司に恵まれ、家族に支えられ、仲間に背中を押してもらい、なんとか、諦めることなく、もがき続けることができたのだと思っています。

現職の任期は五年。長女が小学校に進学することもあり、次こそは任期のない職に就きたいと思っていますが、どうなるかわかりません。いつか職が見つからずに、研究職を続けていくことができなくなるかもしれません。そうならないことを願いながら、日々誠実に過ごし、努力を重ね、生きている間は人間社会と自然環境の共存の可能性を見続けていきたいと思っています。

女性研究者よ、くびきを解き放て

塩見春彦　慶應義塾大学医学部教授

人工頭脳（ＡＩ）の普及により、私たちの社会のあり方は今後大きく変化することが予想されています。将来、自分の職種がＡＩに取って代わられてしまわないかと心配する人も多いようですが、筆者には、別な心配も頭をよぎります。それは、ＡＩ技術を構築している技術者の九〇パーセント以上が男性と、性別に大きな偏りがあることです。これだけ男女比に差があると、なにがしかその差がＡＩに反映されるのではないかと考えるのです。そしてそのとき、ＡＩを構築している人々に、もしジェンダー差別的な偏見が潜在的であるにしろ存在することがあったとしたら、それが最終的にはＡＩに引き継がれるのではないかと危惧されるのです[*1]。ＡＩが、職場における女性の出世・昇進を妨げるバリアとならないことを願っています。

偏見や先入観はさまざまなかたちで存在する

「女性には仕事をする・しない（キャリア・専業主婦）の選択肢があるが、男性にはその選択肢はない」と思っている人もまだまだ多いことでしょう。また、「女性には家事や育児、老人介護や病人の看護などが向いており、一方男性は、意思決定やリーダーシップをとることに優れている」といった科学的根拠のない固定観念や偏見が、いまだに蔓延していると考えるのは筆者だけではないでしょう。

価値観は人それぞれで自由ですが、女性は男性より下であるという先入観を、男性ばかりではなく、女性の中にも持つ人がいます。そのような意識を持つ女性のことを、最近では「男尊女子」と呼ぶようです[*2]。多くの職場は実際「男性社会」ですから、その文化に合わせたほうが楽と考え、そうする女性もいるかもしれません。

ジェンダー特異的なイメージは日本の社会に浸透していると思います。たとえば、女子の得意科目は自然科学（物理や数学など）ではなく、人文科学（文学、語学など）だという固定観念（あるいは伝統的とされる価値観や社会通念）。また、女性は体系的かつ抽象的に考える能力に乏しいため、理系には向かないというステレオタイプの押し付け。さらには、「理系だと結婚できないので、娘には文系に進んでほしい」という親や「女の子なのだから、理系でも、工学部や理学部ではなく、医学部か薬学部に進学したほうがよい」と進学指導する人たち。これらは、女性を理系の研究の入り口に立たせない大きなプレッシャーとして働くでしょう。

さらにその上、「妻の献身・内助の功」という言葉があるのです。日本ではノーベル賞受賞者（現在のところ全て男性）は、異口同音に「（私は良い家庭人であったとは言えないが）妻の献身に感謝している」と語ります。これはしばしば美談として伝えられますが、「私のサポートで夫や子どもが仕事や勉強に打ち込めれば、それはそれで良い人生」と女性に思い込ませることにも貢献しているように思います。

海外に飛び出す人たちには女性が多い

しかし、サポートに徹してきた女性も、時が経てば、仕事に打ち込める夫が羨ましくなったり、仕事を続けられなかった不完全燃焼感がくすぶり続けたりすることもあるでしょう。「私の方がよっぽど優秀だし、夫のサポートで思い切り仕事に打ち込める妻になりたい。その方が収入も多いはず」なんていう思いが浮かんだりするときがあるかもしれません。

「私は私の価値観で生き、他人は他人の価値観で生きる。それを私は邪魔されたくないし、邪魔しない」と考える女性には（おそらく男性も）、こうしたジェンダー特異的なイメージが心理的ストレスとして働き、日本にいるのが息苦しく感じる人も多いのでしょう。学生、教師、そして研究者として欧米諸国で働く日本人は、その約六割が女性であり、男性より多いというデータがあります*3。

もちろん、海外に行けばジェンダーの問題がすべて解決するというわけではありませんし、同じような問題が存在しないわけでもありません。しかし、いろいろな価値観を持つ人と接することができます。多様な視点を持つこともできるようになるでしょう。ちなみに、技術革新を生み出す研究の最先端部分は、固定観念と偏見の呪縛から解放された多様な人たちの試行錯誤からしか創造されることはないのです。最先端部分で業績を上げ、「エウレカ（eureka＝わかったの意）」の瞬間を手にするのに必要なのは、進取の精神と懸命な努力だそうです[*4]。

著者自身、ともに研究者である妻と、海外で研究生活を送ったことがあります。子育ての体験もしました。経験者として私たちがおすすめしたいのは、海外での研究生活を送ってみることです。そのための制度（留学支援など）は日本でかなり充実しています。ぜひ海外で経験を積み、多様性を重んじる文化と人的ネットワークを身につけ、帰国の際は日本の科学研究と社会に貢献する人になってほしいと願っています。

組織の文化を変える鍵は、上級職や管理職などの指導的地位を占める人たちが握っています。日本では女性がそのような意思決定のポジションにいない、あるいはごくわずかしかいないので、社会システムを変えることができません。意思決定に参画できるポジションへの女性の進出が、多数求められるのは明らかです。実際、世界経済フォーラム（WEF）が二〇一六年に発表した男女格差を測る「ジェンダーギャップ指数」において、日本の順位は調査対象一四四か国中一一一位、二〇一七年には、前年より三つ順位を下げて一一四位と過去最低レベルになりました。また、自然科学系雑誌に掲載された論文の著者に占める女性の割合を解析した最近の研究では、調査対象の七〇か国中、日本は大差をもって最下位でした*5。

家庭や子どもをもつ女性研究者が成功するには

一般的に、日本で女性が仕事を辞める理由の第一位は出産、第二位は夫の転勤です。三〇歳前後、仕事上ようやく「一人前」になったころに、出産で休職するのは気が引けるし、周りからの「えっ、せっかく一人前にしてやったのに、休んじゃうの」というプレッシャーもきついものがあるかもしれません。研究者にとっては、三〇歳前後は、研究のみならず、職の獲得に関しても最も競争の激しい時期です。女性が胸を張って出産し、堂々と職場復帰できる制度を構築することが、夫の立場からも望まれます。そして、妻と夫の双方がキャリア構築でき、ともに家庭人としても社会人としても成功していくことを支援する制度の構築を切に願っています。特に、不可欠と考えられるのは、育児と家事を助けてくれる施設や人的サポートを利用するための経済的支援で、これは年齢が若いカップルほど切実です。

しかし、女性研究者が働くための理想的な環境整備を待っていたら、歳を取ってしまうでしょう。ですから、パートナーの成功が自分の成功と同じくらい重要であると思える相手を探すことをおすすめします。互いのキャリアを追求し前進させていくために、家事や育児を協力し合える関係を作っていくことが、女性研究者を成功に導く近道でしょう[*6]。

女性研究者が育たない、育てないというのは、実にもったいないことでもあります。社会的にみれば、私たちの持つすべての才能や可能性の、その半分を捨てていることを意味するのですから。もちろん、研究者になるかどうかは、男女を問わず、本人の希望や意志に基づき、社会的な損得ではないのですが。

＊1　Caliskan, et al., Science 356: 183-186, 2017
＊2　『男尊女子』酒井順子、集英社、二〇一七年
＊3　D Normile, Science 349: 127-128, 2015
＊4　〝Letters to a young scientist〟E. O. Wilson, Liveright Publishing Co.
＊5　L Holman, et al., PLoS Biol 16(4): e2004956, 2018
＊6　Nature 517: 402, 2015

プロフィール
一九八八年　京都大学大学院医学研究科博士課程修了。医学博士。一九九〇年　ペンシルバニア大学ハワードヒューズ医学研究所ポスドク。一九九七年　同大学医学部生物物理生化学科リサーチ・アシスタント・プロフェッサー。一九九九年　徳島大学ゲノム機能研究センター教授。二〇〇八年慶應義塾大学医学部分子生物学教授。

遠距離結婚を解消して妻と同じ大学へ

●夫婦で同じ大学につとめるロールモデルになる●

高橋　駿

京都の大学で、妻が先に安定したポジションを得た。妻との同居を実現したいが、関西の大学にはポジションの空きがない。残された道は、卓越研究員制度への応募だ。応募書類の作成や推薦書の依頼、面接の準備などにも万全を期し、いざ最後のマッチング面接へ。だが、そこには意外な質問が待っていた……。

卓越研究員事業に応募することを決心

私たち夫婦は結婚式の翌日から別居した。と言っても、成田離婚以上のスピード離婚、というわけではない。以前から私は東京、妻は京都で工学の研究を行っており、二〇一五年三月に付き合い始めてから、ずっと遠距離恋愛を続けていたのである。そして結婚式当日も、互いの生活の場は五〇〇キロも離れたままだったのだ。私たち夫婦の至上命題は、「できるだけ早く同居すること」となったのは言うまでもない。

結婚式を挙げた二〇一六年三月の時点で、妻は京都の大学でテニュアトラック教員としての二年目を迎えていた。テニュアトラックとは、研究主宰者として安定的な職（教授など）につくまでの準備として設けられているポジションで、五年間の任期中の研究実績を審査された後、パスすれば晴れて安定的な職が得られることになっている。部分的に将来が保証されたこの役職を、妻は、競争を勝ち抜いて手にしたばかりであり、それを一年足らずで放り出し、東京の研究職（多くの場合、任期付きで将来の保証もない）に異動するという選択肢はありえなかった。したがって、任期付きの研究職に就いていた私のほうが、京都に職を探すほかなかった。

しかし、ポスドク問題という言葉が一般にも知れわたっているように、大学の研究職のポストに空きが少ないことは周知の事実である。私は、各月に送られてくる学会誌の終わりのほうのページを繰っては、自分の研究分野に該当する募集が出ていないかをチェック

筆者のプロフィール

二〇一二年東京大学工学系研究科物理工学専攻博士課程修了。博士（工学）。東京大学ナノ量子情報エレクトロニクス研究機構特任助教を経て、二〇一七年より京都工芸繊維大学大学戦略推進機構系グローバルエクセレンス助教／電子システム工学課程光エレクトロニクスグループ（原稿執筆時）。二〇一八年より同大学電気電子工学系助教。

したり、科学技術振興機構が運営するJREC-INというサイトに登録し、公募メールが送られてくるのを待ったりしていた。

そんななか、ポスドク問題解消の一手として、文部科学省が二〇一六年度より、新制度「卓越研究員事業」を開始することを知った。これは、四〇歳未満の博士研究者で、研究機関における研究経験を経た者を対象として審査を行い、合格者は日本全国の研究機関（大学、企業など）と、テニュアトラックまたはそれより上位の職として安定した雇用契約を結ぶことができる制度である（詳細は「卓越研究員事業　公募要領」を参照）。正直、世間的に言われているポスドク（博士研究員）問題で苦しんでいる人の多くはすでに四〇歳以上の研究者が多いため、この年齢制限には少し違和感を感じたが、それはさておき、雇用可能な研究機関には、京都の大学も複数含まれていたため、これを利用しない手はないと考えた。そして、当時所属していた研究室の教授（所属機構の機構長でもあった）に、応募の許可をお願いしたところ、ありがたいことに、教授はこれを快諾してくださった。ここからは、妻にもアドバイスを求めながら、応募書類の作成に向けての努力が始まった。

この新制度は、採用された若手研究者が研究主宰者として独立することを目標としているため、自分の研究が十年後にどう発展するかのビジョンをしっかりと打ち出さなくてはならない。幸いなことに、私はこの年から科学研究費補助金の支給を受けており、その応募に使用した資料がとってあった。それをベースに、現在の研究の将来について熟考し、応募書類の初稿を書き上げた。そして、その後一か月をかけて文章を推敲した。読みやす

テニュアトラック
若手研究者を任期付きで採用し、自立した研究環境で経験を積ませたのちに審査を行い、適格と判断されれば終身雇用する制度。

JREC-IN
科学技術振興機構が運営するポータルサイト。国内の研究所や大学での公募情報を見ることができる。

卓越研究員制度
若手研究者が安定かつ自立して研究を推進できる環境を実現するとともに、新たなキャリアパスを示すことを目的として文部科学省により実施される事業。

い文章にするためには、他の人に読んでもらうことも大切と考え、妻にも添削を手伝ってもらい完成させたのだった。また、応募には二名の推薦者が必要であったため、前出の教授と、私の博士課程時代の恩師（実は同機構の副機構長）に推薦書を書いていただいた。なお、このお二人の先生には、結婚式のスピーチもいただいていて、大変感謝している。

こうして、私たち夫婦の同居への想いを乗せた応募書類は、二〇一六年の五月に文部科学省に提出された。

書類審査に合格し、面接審査に向けて万全の準備

それから二か月後の七月、私たちは新婚旅行でニューヨークにいた。これまでも、国際学会に参加するなどして、さまざまな国を訪問したことはあったが、ニューヨークという場所は、学会会場が高額になるからなのか開催されることがなく、訪問の機会に恵まれがなかった。そこで、新婚旅行はニューヨークを目的地としたのである。ニューヨークには三日間滞在し、ブロードウェイで「オペラ座の怪人」を鑑賞するなどし、二人とも束の間の同居を楽しんだ。ニューヨーク滞在中、妻の知り合いに街を案内してもらったのだが、友人が三人くらいしかいない（笑）私にとって、妻の社交性は魅力的な一面である。

ニューヨーク滞在後、メキシコのリゾート地カンクーンに三日間滞在した。新婚旅行ならリゾート地、という安易な発想から、ニューヨークに近いカンクーンを選択したのだった。そのカンクーンのホテルに到着して、メールをチェックしたところ、五月に応募した

卓越研究員事業の書類審査の合格通知が届いていた。数分間ほど妻と小躍りして喜んだのも束の間、やがて、次の面接審査のことが頭から離れなくなる。折角のオールインクルーシブ（ホテル内のレストランはすべて食べ放題、飲み放題などのサービス）のリゾート地を十分には満喫できなかった。

帰国後、十日後に迫った面接審査に向けて、プレゼン（プレゼンテーション）の準備を始めた。このようなプレゼンに慣れている方が妻の古くからの知り合いにいたので、妻を介してコンタクトをとり、添削をお願いすることにした。大学教授という職業は、プレゼンを行う機会が多いのだ。研究を遂行する上で必要となる資金を国から拠出してもらうとき、また、自らの研究の普及のためになどに必要となるので、わかりやすく魅力的なプレゼンを行うにはどうしたらいいか、そのツボをよく承知しているのである。このときに私が添削をお願いした先生も、数々の重要なプレゼンを経験してこられた方であり、ご多忙の中にもかかわらず、添削をご快諾いただいた。

最終的にブラッシュアップされたプレゼンをアパートで何度も練習した。面接審査の数日前には、妻が東京まで激励に来てくれた。だが、私は緊張のせいで情緒不安定気味で、イライラを妻にぶつけてしまった。この場を借りて謝罪したい。

妻と同じ大学に応募して、いざ、マッチング面接

面接審査当日、張り詰めた空気のなか、六名の先生方の前でプレゼンを行った。幸い、

添削や練習のおかげもあってうまく行えたが、その後の質疑応答では上手に答えられなかった質問もあり、審査後は落ち込まざるをえなかった。

しかし、面接審査から十日後、うれしい知らせが飛び込んできた。卓越研究員採用の通知である。早速、妻やお世話になった先生方に連絡し、喜びを分かち合おうとした。すると、先生方からの返信には次のような一文があった。「まだ喜ぶのは早い」と。

そう、この後に日本全国の研究機関と卓越研究員候補者との個別の雇用調整があるのだ。すなわち、マッチング面接である。卓越研究員候補者は、三機関まで希望を提出できる。そこで私は、京都の二機関と大阪の一機関を希望することにした。そのうちの一つは、妻が所属する京都工芸繊維大学である。妻とは研究分野も近いため、まったく同じ大学で研究を行うことには少し気が引ける部分もある。一方で、欧米では研究者夫婦の同時採用というのを見かけているので、そうしたことは一般的なのかもしれない。夫婦が同じ大学に所属できることは、子育てをしていく上で都合のよいことも多い。日本では夫婦で同じ大学に所属することは稀と思われるので、採用されれば、女性研究者に一つのロールモデルを提示できるのではないかとも考えた。

京都工芸繊維大学から、面接日時の連絡がきた。その前日には妻の家に泊まって、さらなる面接の練習を行った。

いよいよ京都工芸繊維大学での面接当日の朝を迎えた。朝とはいえ、八月末は京都特有の暑さがあったはずだが、今思い返しても暑かったという印象はなく、私は相当緊張していたと思われる。しかし、学長や理事の方々を前にいざ面接が始まってみると、面接の練習のおかげか、思ったよりも緊張せず、逆に、やや緊張感に欠けるような返答が多くなってしまった。先生方からは、京都工芸繊維大学を外から見た印象や、私のこれまでの研究や教育経験についての説明などの質問を受けたが、夫婦で同じ大学・研究科に所属することへの意気込み、といった質問も含まれていた。これには、前出のような文言でうまく答えることができた。

しかし、一つだけ、まったく想定していない質問が、女性の先生からあった。「夫婦が同じ職場で働くデメリットは何か」、という質問だ。例えば小学校の先生であれば、生徒から噂の的になり、頻繁にはやしたてられることがあるかもしれないが、大学生であればその心配もないと思っており、現在の社会や政治の流れから言えば、デメリットは皆無でメリットしかないと考えていた。したがって、デメリットが浮かばず、逆に面接官の先生に尋ねてしまうほどであった。面接官の先生にその場で教えてもらったことは、大学運営における改革や信任の投票などにおいて、夫婦が結託することへの同僚からの非難、または結託しているかのように同僚から疑われることであった。確かに、そもそも私たち夫婦は仕事に関しては独立したスタンスをとることを決めていたので、これらの点には思い至らなかった。私は、「ご指摘いただいた点についても念頭におき、夫婦間の仕事での独立性については清廉さを保ちます」と返答したが、夫婦の結託といった誤解を招かないように、この点については第一に注意していきたいと常に思っている。せっかく始まった研究者夫婦の同時採用を、夫婦間の結託を疑われるようなことで、水をさすことは避けたいと願ってやまない。

面接を午前中に終えた私は妻と別れ、新幹線に乗った。東京に戻り、午後は、大学の研究室で学生と新しい研究装置の立ち上げの作業を行うことにした。面接の結果が気になりながらも、時が過ぎていった。すでに夕方になった頃、京都工芸繊維大学から電話がかかってきた。無事面接を合格し、採用が決定したことが伝えられた。この後は、私と京都工芸繊維大学とでマッチングに合意した旨を文部科学省に連絡し、正式採用の時期などを協議していくことになった。妻にはすぐさま連絡し、ついに同居ができることの喜びを分かち合った。

なお、研究先として希望を出してあった他の二機関については、一つは書類審査の時点で不採用が決まり、もう一つは連絡はなかった。

東京を離れて新しい職場へ移る

このようにして、京都工芸繊維大学とのマッチングが成立し、テニュアトラック助教として採用していただけることになった。夫婦を同じ職場で働かせることは、大学としてもやりにくいところがあるかもしれないが、女性の社会進出を応援する研究機関として先頭に立とうとする大学の積極的な姿勢には感服するばかりである。最近では、たとえば二〇一七年八月の九州大学の公募で研究職につく夫婦の同時採用が募集されたように、少しずつではあるが、結婚後の女性研究者への配慮が現れはじめていると感じる。

私の正式採用の時期は、京都工芸繊維大学との協議の結果、私がそれまで所属していた大学でのやり残した研究や後輩への引継ぎもあったので、二〇一七年三月一日からとなった。推薦状を書いてくださった先生方やプレゼンを添削してくださった先生に、今度こそ最終決定したことと、三月には東京を離れることを報告した。同じ大学・研究科で、夫婦がそれぞれ独立した研究者として研究することに対して、祝福の言葉をいただくとともに、研究者夫婦のロールモデルとなるよう激励をいただいた。

卓越研究員事業の目玉の一つは、採用者に対する手厚いスタートアップ経費である。我々若手の研究者にとって、一握りの優秀な研究者しか獲得できない資金と同程度の額をスタートアップ経費として支給していただけることは、大変ありがたいことである。正式な採用の前に、京都工芸繊維大学から呼ばれた私は、経費の使途について説明を受け、用意していただいた研究室に案内された。その部屋は、しばらく使用されていない部屋だったようで、床はタイルが剥がれ破片が散乱しており、壁には動くのか怪しい木目調のクーラーとむき出しの配電盤がある状況であった。むき出しの配電盤は危険でもあるので、早速、スタートアップ経費の半分を使って部屋の改装を行った。改装作業は、東京からメールで指示するだけだったため、出来上がりの具合が不安だったが、施設課の事務職員の方々に大変よく対応していただいたので、その心配は無用だった。

二〇一七年三月一日、ついに京都での同居が始まった。それまでは、毎週末にお互いの場所に通い合っていたので、疲労も出費も多かった（いったい、いくら交通費に使ったのだろうか）。これらの懸念もなくなり、ようやく一段落ついたという印象である。結婚から同居に至るまでのプロセスを楽しみながら苦楽をともに歩んできた妻には何よりも感謝したい。

関東を離れたことのない私にとって、京都での生活は慣れない部分も多かった。特に、夏は暑く冬は寒いという盆地特有の気候に順応するにはしばらく時間がかかりそうである。また、京都は余所者の侵入を拒むところがあると聞く。実際、孫まで続く三世代が京都に居住しないと町内会にも入れないといった徹底ぶりである。京都の伝統文化を守るためなのだろう。私は、京都の大学に着任しても相手にされないのではないかと危惧した。しかし京都工芸繊維大学は、私のような余所者の研究者に対して寛容であり、かつ先生方には研究生活でのさまざまなことを教えていただいている。また、新天地での研究については、研究主宰者としての活動であるため、授業や学生の指導など難しいことも多いが、これについても本学の先生方が親切にサポートしてくださり、大変助かっている。

新天地では、まだ研究設備が十分に整っていないが、これからも引き続き研究活動に邁進し、これまでお世話になってきた偉大な先生方の背中を追いかけながら、いつか追いつけるように努力していきたい。

そして、妻との同居は始まったばかりであり、これからがいよいよ同じ研究機関に所属する研究者夫婦としての本格的な活動である。工学系の女性研究者が少ない中で、結婚してからも、特に女性が問題なく研究が続けられることを示し、性別にかかわらず研究者が公私ともに充実した生活を送れるよう、二人で道を照らしていきたい。

二〇一七年一二月現在、妻は臨月を迎えている。ここ数か月は、たくさんの同僚や妻の知り合いから祝福の言葉をいただき、家族で幸せをかみしめている。今はとにかく、母子ともに無事に出産を終えることを、ただただ祈るのみである。子どもが成長したら、新婚旅行で十分に満喫できなかったカンクーンを家族で再訪問するのが夢である。

ＲＰＤ採用が人生のターニングポイント

●自宅での論文書きと子育ての研究生活を乗り越えて●

辻田有紀

結婚はしていたが、研究に没頭することができたポスドク時代に、研究者としての基礎を作った。その後の子育て時代は、たまっていた実験データの論文化作業に集中した。だが、同時に不安も生まれてくる。いつまでこうした日々が続くのか。ラボに戻れる日は、やって来るのだろうか。不安が大きく膨らんだそのとき、ついに転機が訪れた。ＲＰＤ（日本学術振興会の特別研究員）に採用されたのだ。

ラン科植物の根に共生している菌を研究

私は現在四一歳、大学の准教授。二人の娘をもち、夫も研究者で、同じ大学で教員をしています。小学校の頃から作文は苦手で、理科が大好き。性格は心配性で、人見知り。おまけにめんどうくさがりですが、研究ではコツコツ努力型です。

専門に研究しているのは、植物の根に共生する「菌根菌」で、特にラン科植物との共生関係を得意分野としています。陸上植物の多くは、根で菌根菌とよばれるカビやキノコの仲間と共生し、栄養のやりとりをしています。植物は光合成により糖分を作り出し、それを少し菌根菌に分けてあげ、代わりに菌からはリンや窒素などの養分や水分をもらう、持ちつ持たれつの関係です。ところが、植物のなかには自分で光合成をせず、糖分までも菌根菌からもらってしまおうという横着なものがいます。「菌従属栄養植物」と呼ばれる、進化の過程で光合成をするのをやめてしまった植物です。光合成をやめるという不思議な進化は、特にラン科植物で頻繁に起こっている現象で、私はラン科をモデルに、光合成をやめる過程で菌根菌との共生関係がどのように変化したかを中心に調べています。また、菌従属栄養植物やラン科植物は、多くが絶滅の危機に瀕しているので、私たちの研究成果をこれらの植物の保全に役立てるための応用研究も行っています。

そもそも私の研究生活は、九州大学農学部の園芸学研究室でスタートしました。学部学生の頃は修士課程を修了したら企業に就職し、そこで研究・開発に携わることを希望して

筆者のプロフィール

二〇〇三年九州大学大学院生物資源環境科学府園芸学研究室博士課程修了。博士（農学）。国立科学博物館筑波実験植物園支援研究員、東北大学植物園・特別研究員（RPD）を経て、二〇一四年より佐賀大学農学部応用生物科学科蔬菜花卉園芸学分野准教授。

いました。ですが、学部で行っていた研究を途中でやめたくなくなり、そして何より研究が楽しくなり、博士課程に進学することにしました。学位を取得したのは、それから三年半後。学位論文の研究テーマは、組織培養の技術を用いて、ラン科植物の器官形成と植物ホルモンとの関係を解明し、それを大量増殖系の確立へ応用する、というものです。

その後もさらに半年ほど研究室に残り、同じテーマで研究を続けていたのですが、いつもフラスコの中で植物を見ている日々のなか、「この植物は本来どのような暮らしぶりをしているのだろうか？」と考えるようになり、野外に自生する植物を相手に研究したくなりました。そこで、その後のポスドクからは、農学の応用研究から基礎研究の系統分類へと研究分野をシフトさせ、めぐりめぐって、最終的に現在の菌根菌の研究にたどりつくことになりました。現職に至るまでの私のポスドク放浪記については、決して自慢できるものではありませんが、ささやかな参考になれば幸いと思い、ここに紹介させていただきます。

パートナーも私も、研究に没頭したポスドクの日々

ポスドクの研究をスタートさせるにあたり、野生の植物について研究したいと思い立ち、まずは、DNA分析の技術を本格的に学ぼうと思いました。DNA解析は、当時ちょうど注目を集めていた研究技術です。将来的にはランを対象にした研究に戻るつもりでしたが、まずは対象を問わず植物関係で仕事を探しました。知人の紹介で見つけたある研究室

で、無事にポスドクの職を得ることができ、意気揚々と働きはじめた私でした。ところが、働く場となる研究室の業績などの情報をろくに調べもせずに飛び込んでしまい、DNA分析の技術を学ぶことはできたのですが、やりがいを感じられず、業績という観点からも恵まれませんでした。研究室の方たちは皆よい人たちでしたが、結局、一年後、契約を更新することなく、退職しました。このとき、パートナーであった今の夫は、北海道大学で学位論文の仕上げをしている真っ最中で、私は、所属していた研究室のある茨城県つくば市で一人暮らしをしていました。

当時、いずれランの研究に戻りたいと思っていたので、DNA解析をしていたポスドク時代から、ランの研究業界で名の知れた先生を幾度か訪問して、ポスドクとして雇ってもらえないかとお願いしていました。まったく面識のない先生であり、最初は、研究室訪問に二の足を踏んでいたのですが、パートナーの後押しもあり、勇気を出して訪れたのでした。このときの勇気が幸いして、ポスドクとして雇ってもらえることになり、筑波実験植物園での研究生活が始まりました。もともと興味のあったランと菌根菌の研究にようやく携わることができたので、仕事のやりがいは大きく、研究に没頭する毎日でした。野生植物を対象に研究していたため、フィールドワークを行うこともできました。都心の公園から屋久島の原生林まで、いろいろな場所を飛び回り、さらにはミャンマーで海外調査を体験することができました。ここでの経験や業績は、私の今の研究の基礎になっています。

さて、この間にパートナーは無事に学位を取得し、私と同じつくば市でポスドクの職を見つけることができました。同居を始め、ほどなく入籍。披露宴をするような貯金も時間の余裕もなく、親戚だけで小さな式を開いたのは入籍から半年以上たってからでした。ポスドク職の雇用が一時的に途切れるなど、金銭的に恵まれない期間もあったのですが、同居していたため、パートナーの収入に助けられました。二人ともポスドクで研究中心の毎日。日常会話も実験や研究室の話ばかり。研究が楽しくてしかたなかった日々で、子どもを産んで育てることが具体的に考えられない時期でもありました。

たくさんの実験データを携え、イギリスで論文書きに専念

三年がたったある日、私たちに転機が訪れます。夫が、イギリスに〝留学〟することを決心したのです。夫の希望は、しばらく海外で修行を積み、また日本に戻って研究職に付きたいというものでした。このとき、私は、任期をまだ一年残していました。しかも、研究が軌道に乗り業績が見込める一年でしたので、考えた末、私は日本に残ることにしました。しかし、そろそろ子どもも欲しいと強く思うようにもなっていたので、今回の任期が切れたら夫のもとへ行こうと決心していました。

約一年後、私がイギリスへ渡る頃には、論文を二、三報書くことができるほどの十分なデータが得られていました。そこで、イギリスで新たに研究を始めるよりは、どこかで研究員の身分をもらい、論文を書くことに専念したほうがよいだろうと考えました。また、論文をまとめる際に不足するデータは、前職の研究室にいるテクニシャンの方にメールで

テクニシャン
ここでは実験を補助するスタッフのこと。技術員、技術補佐員ともいう。実験にかかわるさまざまな雑用を行ったり、測定を行ったり、実験室の運営をマネージメントしたりと、その役割は多彩で多岐にわたる。

依頼してよい、という上司のお許しをいただくこともできました。残るは、イギリスでの所属探しです。たまたま日本で開催されたシンポジウムに、夫がイギリスで所属している大学に勤務する教授で、菌類を研究している先生に会うことができました。片言の英語でなんとか事情を説明し、所属させていただけないかと交渉をしてみました。

ついに、イギリスへ旅立つ日がやってきました。私が夫と住むことになったのは、スコットランドのダンディーという街です。大きな街ではないのですが、昔ながらの石畳の残る町並みは美しく、治安もよく暮らしやすい街として知られています。夫は、ダンディー大学で三年契約のポスドクをしていました。

二人暮らしが始まってほどなく、第一子を授かりました。喜びもつかの間、ひどいつわりに襲われ、毎日寝たきりの日々です。匂いに敏感になり、こともあろうに、家の中の匂いがダメになってしまい、昼は庭で寝るか、窓際のソファーで外気を吸いながら寝て過ごすほどでした。安定期に入り、やっと動けるようになりました。早々、所属先としてお願いをしておいた例の研究室を訪問しました。給料は出ませんが、所属できることになり、安心しました。幸い、研究室にデスクももらえ、平日は毎日研究室通い、という生活が始まりました。

このとき、書きかけの投稿論文を一つ抱えていました。インパクトのある内容であったため、いつもよりはランクが上の英文雑誌を狙っていました。子どもが生まれる前になんとかこの論文を仕上げたいという強い思いがあり、毎日デスクにしがみつくように論文を書いていました。今思えば、英語を話すチャンスに囲まれていたのに、研究室でずっとパソコンとにらめっこをしていた私は、とてももったいないことをしていたと思います。研究室の人たちからも、さぞかし人付き合いの悪い変な留学生がきたときっと思われていたことでしょう。

異国での初めての出産と子育て、そして少しの研究

さて、論文完成の前に、出産の日がやってきました。出産予定日の二週間ほど前になると、大学へ徒歩で行くのもしんどくなり、研究室通いをやめることにしました。家でパソコン仕事を続けながら、その時がくるのを待ちます。どこで出産するかと考えたとき、日本で里帰り出産という選択肢ももちろんあったのですが、それでは、夫が出産に立ち会うことはできません。また、医療費無料のイギリスでは、妊婦の検診や出産も完全無料。夫は二週間の産休を取得できる身分にあったので、なんとかなるだろうと考え、産後は二人で頑張ることにしました。

夜中に陣痛がやってきました。病院へ、いざ出陣！ もがき苦しむこと約二〇時間、もう昼なんだか夜なんだか意識も朦朧として、今思い返しても、このときの記憶がありません。助産師さんに、「プールが空いたから行ってみる？」と誘われ、ワラをもすがる思いで付いて行きました。通されたプールは、広くて暖かい〝お風呂〟です。そこに入っていると、陣痛の痛みもいくらか楽になりました。結局人工的に破水させ、私の「うぎゃーっ」とい

う叫び声とともに、水中でスポンとイカのように飛び出して来た第一子。助産師さんが対面でナイスキャッチ！　意図せず水中出産となりました。夫も横で疲労困憊……。

第一子の出産ストーリーはこれくらいにして、未知なる生物〝新生児〟との生活について話を移しましょう。産休をとった夫は、食事や掃除洗濯など、身の回りの世話を担当してくれ、よく働いてくれました。一方の私は子どもの世話と壮絶な出産の疲れで、寝こみがちの生活です。暑いとも寒いとも言わない〝新生児〟を二人で必死に手探りで世話しているうちに、あっという間に二週間が経ち、夫は仕事に戻りました。おそらく里帰り出産をしたほうがずいぶん楽だったことでしょう。しかし、結果的に二人でなんとか乗り切ったので、夫は育児にずいぶん協力的になったように思います。

出産を機に私の生活は一変しました。昼にどこかへ出かけていた生活が、子どもと一緒に家に引きこもりがちになりました。スコットランドの冬は日が短く、九時頃にやっとお日様が出てきたと思ったら、夕方三時には日が沈みます。夕日を見ながら子どもを抱え、ただただ一日が長く感じられました。子どもが生まれる前までは、研究室でパソコンにかじりついていたので、ろくに友人もおらず、孤独感もつのる日々でした。夫は五時過ぎには帰ってきてくれましたが、昼間は一日だれともしゃべらない日々が多くありました。子どもが生まれても、少しは研究活動が行えるだろうと思っていましたが、それもまったく甘い考えでした。

このような当時の私を救ってくれたのが、日本人ママさんたちとの出会いでした。日本人ファミリーが、それほど多く滞在していたわけではありませんが、我が家と同様に夫が任期付のポスドクで働いている大学関係者の家族間で、ネットワークが構築されていました。昼間はママさんたちと集まっては、子どものお世話の仕方から、おいしい食材の入手法まで、実にいろいろなことを教えてもらいました。また、夫の任期が切れたら次を探して別のところへ、という浮き草のような不安定な生活を皆が共有していたので、将来の不安などの気持ちも分かち合えました。私がイギリス生活を楽しむことができたのは、このときからです。夫は残業がほとんどなく、週末は休み。夏季休暇も四〇日取得でき、ネス湖にネッシーを探しに行ったり（いないって！）、古城やお祭りに出かけたり、あるいは自然観察に出かけたりと、家族の時間をゆっくり持つことができる環境でした。日本と違って、時間に追われてあくせくすることなく過ごせるのです。物価は高かったので、一時的な滞在と割り切って、身の回りの服や小物は「カーブートセール」という名のフリーマーケットで安く調達できました。困ったことといえば、小さな町だったので、日本食の食材を入手するのに苦労したことでしょうか。

さて、子どもが生まれてからの研究活動はというと、研究室には、産後も引き続き所属をもらえていました。とはいえ、たまに子どもを連れて顔を出すことはありましたが、ほとんど自宅でのパソコン仕事です。出産前から書きかけていた論文に向かいますが、出産前のようにはもちろん進まず、ジレンマを感じました。でも、できないと思うとストレスになるので、とにかく一日三〇分間だけでも論文と向き合うことにしました。子どもが寝

リジェクト
学術雑誌に投稿した論文が「審査の結果、掲載に値しない」とされること。

ている早朝や、おんぶで寝かしつけながら、一行でも論文が進めば少しばかり安堵できました。長い時間をかけ、ようやく投稿にこぎつけました。そして、あえなくリジェクト……。結局、イギリス滞在中にアクセプトとはなりませんでした。しかし、ありがたいことに、つくば時代にテクニシャンの方と二人三脚で進めていた小さなプロジェクトは、この期間中もメールのやり取りをしながら少しずつ進んでいました。

アクセプト
学術雑誌に投稿した論文が「審査の結果、登載にふさわしい」とされること。

次はアメリカ、そして、ようやく日本へ

三年の任期を終える前、夫は日本で職を探しました。しかし、条件の良い職がなく、見つかったのは、アメリカのフロリダ州でのポスドク職でした。一歳の子どもを連れて、国境を越えた引っ越しは、それはそれはまあ大変。イギリスでの荷物はフリーマーケットで売り払い、アメリカ到着後に今度は〝ガレージセール〟という名のフリーマーケットでベビー用品や服を調達しました。夫はボスが日本人ということもあり、残業や週末の出勤もかなり増えて、再び私は、家で子どもと引きこもりがちになりました。そこでイギリスでの教訓を再び生かすことに。日本人ママさんのネットワークを構築し、生活に必要な情報収集や子育ての話に花を咲かせる時間をもつことができました。研究活動は、日本にいたときにお世話になっていた先生の研究室に所属をいただき、朝、子どもが寝ている早朝に三〇分ほど時間を見つけ、返ってきた論文のリバイスをしたり、次の論文を書いたり、RPDの申請書を書いたりしていました。

RPD
日本学術振興会の特別研究員のうち、出産や育児で研究を中断した人の復帰を支援するための制度。詳しくは181ページ参照。

アメリカに来て半年が過ぎた頃、夫は東北大学で任期付の助教に誘われ、ついに三人で日本へ本帰国することになりました。まずは、夫は仙台に単身赴任、第二子を授かっていた私は、しばらく福岡の実家に滞在し、里帰り出産することにしました。

第二子が生まれる少し前頃、実家に滞在していたときに、私にもチャンスが訪れました。アメリカにいたときに申請していたＲＰＤが面接まで進んだのです！　しかし、面接の案内をみて愕然としました。面接の日程は、出産予定日の二〇日前なのです。しかも場所は東京。しかし、このまたとないチャンスを捨てるわけにはいきません。幸い二〇日前にはまだ産まれる気配はなく、医師と相談の上、大きなおなかを抱え、発表用のポスターを忍者のように背中に背負い、日帰りで福岡から東京へ行くことにしました。面接の待合室はただならぬ緊張感が漂っています。ポスターを使った研究発表の時間はわずか三分でした。名前を呼ばれ、とにかく威風堂々と発表するように務め、私は菌根菌の研究分野で第一人者になりたいのだと力説しました。結果は補欠採用でした。

さて、第二子の出産誕生はというと、病院に着いてから一時間のスピード出産で、実家の両親の介助もあり、つつがなく終了しました。イギリスでの出産は出産方法の選択肢が多く自由度が高い一方、日本の病院は、選択肢は少ないのですが、至れり尽くせりでした。

下の子が三か月になった頃に、夫のいる仙台へ引っ越すことにしました。寒い東北の冬。知り合いもおらず、また家で子どもと引きこもる孤独な日々が始まりました。研究活動は、また自宅で暇を見つけて三〇分ほど論文を書いたりする程度です。子どもが初めて言葉をしゃべったり、二足歩行の瞬間に立ち会えたり、子どもたちの成長する日々の姿をじっくりと見守れるのはうれしいものです。しかし、専業主婦の自宅研究者生活も長くなってきて、いつまで続くのだろうと不安も強くなりました。就職活動といっても、小さい子ども二人を抱え難しい状況です。知り合いに勧められた公募に応募しても、落ちてしまいます。持病の偏頭痛もこの頃ずいぶんひどくなり、いろいろな頭痛薬を試しましたが、効かなくなっていきました。そんななか、突如としてRPDの採用決定通知が届きます。

専業主婦の自宅研究生活が終わり、ついに復帰

RPDへの採用は、まさに私の人生のターニングポイントとなりました。採用時期を、秋からと選択し、比較的分野の近い東北大学植物園に所属させていただくことになりました。上の子が三歳、下の子が一歳足らずのときにポスドク職へ復帰。認可保育園は空きがなく、上の子は預かりのある幼稚園に、下の子は認可外の保育園へ預けました。子どもを預けてまとまった時間ができると、仕事のはかどること、はかどること。はじめは泣き叫ぶ子どもを保育園に置き去りにすることに大変な罪悪感を感じましたが、仕事を始めてからは、自分が精神的にうまくバランスをとれるようになりました。とはいえ、家事や子どもの世話は専業主婦のときのようにはいかず、仕事ももちろん、つくば市でポスドクをしていた時代に比べるとスピードが格段に落ちました。家と仕事のバランスを模索する日々でした。とにかく忙しい毎日でしたが、とても充実していきました。

認可保育園
国が定めた広さや職員などの基準を満たし、各都道府県知事に認可された保育園。これ以外のものを認可外保育園と呼ぶ。保育園と保育所の分類は187ページ参照。

幼稚園の預かり保育
保護者の希望に応じて、通常の教育活動時間外に園児を預かり保育すること。

子育てタクシー
全国子育てタクシー協会のホームページ。http://kosodate-taxi.com

市のサポートや宅配弁当、子育てタクシーなど、便利なサービスを駆使して、私も出張に出られるようになりました。子どもが生まれてから初めての海外出張にも挑戦しましたが、一週間後家に戻ったとき、夫の目は死んでいました（まだ早かったか……）。東北大学には、出張時のベビーシッター代を補助してくれる制度があり、ずいぶんと助けてもらいました。また、RPD時代には勤務時間などの定めはなく、子どもの急な病気にも問題なく対応できて助かりました。

思い起こせば、私は博士課程の学生の頃から、毎年、学振に特別研究員の申請書を出し続けてきました。結果は、いつも残念なハガキを受け取るばかりでしたが、落ち続けても毎年申請書を書いていたことは、非常によいトレーニングになっていたのだと思います。RPDの採用、そして現在まで科研費が途切れずに取得できているのも、この長い苦労があったからこそではないかと思っています。

先にチャンスをつかんだほうが先に定職につくという夫婦の約束

三年半にわたる専業主婦の自宅研究者生活の間に、投稿論文の原稿を二つ書きました。イギリス滞在中から書いていたあの書きかけの論文は、二回のリジェクトを経て、Major Revisionにこぎつけました。もう一つの原稿もMajor Revisionで戻ってきたので、仙台に来てからはリバイス三昧。結局、これらの論文が日の目を見たのは、復帰の四か月前でした。

Major Revision
学術雑誌に投稿した論文が「審査の結果、大幅な修正が必要」とされること。リバイス（論文を修正すること）の一段階。新たな追加実験や論旨の修正などの大変な作業を要求されることも多いが、それをやり遂げればアクセプトされる望みがある。

復帰直後にまず取りかかったのは、海外滞在中に、筑波実験植物園のテクニシャンの方とメールのやりとりをしながらたまっていったデータです。これらが、早く論文にしてくれと待っている状況でした。神様がくれた九時から夕方六時までの貴重な時間に、無我夢中で論文を書きました。また、独自の研究テーマを新たに一つもつことにしました。一日好きなだけ研究できたポスドク時代には、いくつものテーマを掛け持ちしていましたが、限られた時間しかない今は身の丈に合わせ、プロジェクトを一つに絞りました。毎日、楽しい研究生活を送ることができましたが、やがては独立したいという気持ちも忘れてはいませんでした。学会などで発表をしたり、学会賞などにも積極的に応募したり、懇親会などいろいろなところでたくさん名刺を配ったりし、名前を売りました。こういった地道な努力を認めていただけたのか、日本植物学会で奨励賞を受賞するという思ってもみなかったハプニングもありました。

ＲＰＤが一年を過ぎた頃、あるポストに挑戦してみないかというお誘いを受けました。大学の准教授クラスで、任期なし。かねがね夫とは、私と夫のどちらかが定職のチャンスをつかんだら、先にポストをつかんだほうが定職につこうと話していました。子ども二人の将来を考えると、任期なしは大変な魅力です。農学部のポストですが、植物の菌根菌の研究は続けられそうでした。しかし問題は、夫と別居しなければならないことでした。勤務地は佐賀県。自分の両親は隣の福岡県に住んでいます。夫の実家は佐賀県で、勤務地に近い場所にありました。実家を頼ればなんとかなるだろうと、思い切って挑戦することにしました。

現職に採用が決まったのは、RPDとして一年半が経過した、二〇一四年の五月でした。上の子はこのとき四歳、下の子は二歳でした。両親と同居はせず、大学の宿舎に子どもと三人暮らし。いわゆる子連れ単身赴任生活の始まりです。スタート早々、何とかなるだろうと思っていた私の算段は非常に甘いものだったことを思い知らされました。子どもの世話に、料理、洗濯、掃除などに追われる毎日。家事は追いつかず、昼休みにスーパーの買い出しをしたり、家に戻って家事を済ましたりすることもしばしば。急な病気対応や出張時はどちらかの両親に頼りますが、通常の日々は一人で頑張りました。週末は自分の実家に帰って一息つきますが、平日はまったく余裕がありません。背中に下の子をおんぶし、上の子を抱っこして、両手に荷物を抱えながら、車から家に戻り、家の中では私の叫び声や子どもの泣き声が飛び交う殺伐とした日々です。それでも自分で研究室を持てたことはとてもうれしく、セットアップや授業の準備に追われながらも充実していました。また、ポスドク時代から任期が切れたらどうしようという不安が常につきまとっていましたが、それから開放され、地に足が付いたような安心感がありました。

夫は二週間に一回程度、週末に仙台から佐賀へやってくる〝レアキャラ〟になってしまいました。なんとか九州に職を得ようと、夫は〝営業活動〟を頑張りました。九州にラボを構える知り合いの先生を直接訪問したり、学会や知り合いのつてを頼って職がないか尋ね歩いたりしました。そしてついに同じ大学に講師のポストを見つけ、子連れ単身赴任生活は一年半で幕を閉じることになり、現在に至ります。

研究職ならではの仕事と家庭のバランスの取り方

着任して三年が経過した現在は、上の子が小学校二年生で下の子が幼稚園の年長さんです。復職当時より時間の使い方が上手になりました。子どもが寝ている早朝に論文を書くのは今も変わらず続いています。頭を使う仕事は頭の冴える午前中に、お昼の後は眠たくなるので体を動かす仕事といったように、効率を重視してうまく仕事を段取りしています。

夫と同居を初めてから、家事や育児を分担し、係を決めています。週末に一週間分の食料を調理したり毎日お皿を洗うのは夫で、掃除・洗濯・子どもの身の回りのお世話は主に私の役割です。また、便利なものには遠慮なく頼り、なるべくストレスを溜めないようにしています。なんでもっと早く買わなかったんだろうと後悔したお掃除ロボット、材料を放り込んだら美味しいマカロニスープが五分でできる電気圧力鍋、雨の日でも上靴が三〇分で乾く靴乾燥機などなど。疲れたらお惣菜や外食、温泉にも頼ります。

寒い冬に子どもがスリッパを隠してイライラすることがありましたが、一〇〇円ショップでスリッパを二個買って対抗！　お風呂がヤダヤダという子どもたちには、お風呂のおもちゃやかわいい入浴剤で誘導します。スマホも強い味方です。朝、子どもたちの目が覚めそうな曲をかけて布団に放り込んで目覚まし代わりに使ったり、保育所にお迎えにいったときに、子どもが園庭で遊び始めて帰れなくなったときには、すかさずスマホで文献検索です。

仕事と家庭のバランスについては今も苦労するところですが、自分が一日にできることを最大一〇〇とすると、家事・育児を一〇〇、仕事も一〇〇、というわけにはいくはずがありません。家事・育児も仕事も完全を目指して頑張ると、いつかほころびが出てくるでしょう。体や心を壊してしまうと、そもそも研究という土俵に上がれません。どちらにどれだけ配分するかは個人の価値観ですが、自分なりに配分を決めて、すべてに完璧を求めないようにすると、少し心が楽になるかもしれません。研究職のよいところは、頭の中で考え事をするのは、いつでもどこでもできるということです。洗濯物を干しながら、次の申請書の書き出しはどうしようかと考えたり、子どもが靴を履くのを待ちながら、投稿論文のあのデータはどのように表にまとめようかと考えを巡らしたりすることはできますので、時間をうまく使えばよいのです。結婚や出産により、独身時代に比べて時間を取られるようになることは間違いありませんが、自分の人生が豊かになると思うのならば、どうぞ後悔しない選択をしてください。

第3章［資料］

知っておくと役に立つ情報

公募情報を見ることができる。
Researchmap：http://researchmap.jp/

●学会誌やメーリングリスト　所属する学会によっては学会誌に公募情報が掲載されていたり、メーリングリストで募集に関する情報が回ってくることもある。そのほか、就職支援サイトなどに情報が載っていることもある。

どんなことが審査されるか？

アカポスに応募した場合、審査は、研究計画や業績などの書類審査と、口頭試験や模擬授業などの面接で行われることが多いでしょう。「アカポスの就職活動は運と縁」とよく言われますが、しっかりした研究業績と研究計画があることが大前提です。分野によっても程度は異なりますが、多くの場合、研究費の獲得実績は研究計画能力を、発表した論文数や論文が掲載された学術雑誌のインパクトファクター（その雑誌に掲載された論文が引用された頻度などを表す指標）は研究遂行能力を示すと考えられているでしょう。よい研究計画を構築し、十分にデータと検証を練り上げ、成果を論文などで定期的に発表し、その経験と知識を次の研究計画の構築に利用してステップアップしていく。その研究活動のすべてが次のポストにつながっていくのです。

セルフプロモーションも大切

自分を相手に売り込むことも、少ないチャンスをモノにしていくためには重要でしょう。セルフプロモーションについては、本書178ページ参照。

（長濱）

研究者の就職活動ってどうすればいいの？

民間か？　アカポスか？

研究者といっても、その実態は多様です。就職活動について語るときは、狙っている就職先が「民間」か「アカポス」かで、大きく分けられます。「民間」というのは、株式会社などの研究所を示します。博士号の取得が見込まれる学生の場合の民間への就職活動は、いわゆる学生の就職活動とあまり大きくは変わりません。

任期付きからスタートする人が多い

一方で、この本で取り上げている女性研究者の皆さんは、多くは「アカポス」です。アカポスとは「アカデミック・ポスト」の略で、大学教員や公立研究所の研究員のことを指します。アカポスは任期付きのことが多いので、任期付きのポストを転々とする「ポストドクター（いわゆるポスドク。博士研究員のこと）」としてキャリアを積みながら、任期の期限がない職や、更新可能な職を目指していくパターンが多いのではないでしょうか。

就職先は自分で探す：募集情報をチェック

アカポスを目指して就職活動をする場合、募集は自分で探します。10年ほど前ならば、指導教官からの推薦や紹介などの伝手《つて》で決まることもあったと聞きますが、現在はそのようなことはほぼありません。募集の情報を注視し、自分に見合った募集を見つけて応募します。募集を探すのに、次のようなものが利用できます。

●JREC-IN Portal　国立研究開発法人　科学技術振興機構（JSTと略す）が運営するポータルサイト。国内の研究所や大学での公募情報が見られる。専門分野や地域、職位などで絞り込んで検索可能。

JREC-In Portal：https://jrecin.jst.go.jp/seek/SeekTop

●Researchmap　JSTが運営する国内最大級の研究者情報データベース。

就職活動で役立つセルフプロモーション

普段から自分を売り込んでいく姿勢が、次の就職先を探すときに役立ちます（これは、共同研究の相手を探すときにもいえます）。①**自分はどんな人物か**、そして、②**自分は就職先を探している（いつ任期が切れる）**、という2つの情報を自分から発信しておくということです。研究室の主宰者やプロジェクトのリーダーといった人たちは、優秀な人材を常に探しているものなのです。

●名刺　所属機関で作ってもらえることもありますが、そうでないケースも多いでしょう。プリンターと名刺用の用紙があれば簡単に自分で作ることができます。名刺に自分の研究を代表するようなキーワードやイラストを入れ、名刺を渡す機会に自分の研究を売り込むのは、よく聞く手法です。

●ホームページを作る　自分の業績などの情報がウェブに集約されていることも有効です。「この人はどんな研究者だろう」と思ったときにはウェブで検索するでしょうから、自分の研究に関する情報をスムーズに表示できることは、それだけで有利に働きます（Facebookなどでプライベートな情報が出てくることもあるので、それには注意！）。

研究機関によってはResearchmapの利用を推奨しているところもあるでしょう。自分自身で情報を充実させれば、ホームページのように使うことができます。

●学会に参加する　学会に参加して研究発表をすることももちろんですが、学会の懇親会やバンケット、若手会などに参加して、多くの研究者と知り合うことは、自分の研究にとっても、就活にとっても有効です。また、積極的に質問することもセルフプロモーションにつながります。

（長濱）

旧姓の通称使用

日本では現在、結婚する際に夫婦どちらかの姓を戸籍上の姓とすることが法律で定められています。どちらの姓にするかは夫婦で決めることですが、ここでは、結婚に伴って自分の姓を変更したときに、職場などで旧姓を通称使用する場合についてお話しします。

筆者は、東北大学で学生生活を、大阪大学、京都府立大学で研究生活を送ってきましたが、どちらの大学にも「旧姓使用制度」というものが存在しました。書類を提出（戸籍の姓と旧姓を登録）しておくことで、公の場で旧姓を使用できるというものです。旧姓を通称使用することで、論文や執筆書籍、特許などの研究業績を一貫した名前で表記できるようになります。文部省の科学研究費補助金申請も、旧姓のみの記入で可能です。

パスポートは戸籍上の姓を使用しなければなりませんでしたが、現在は旧姓併記が可能となっています。併記する場合、新姓の後に旧姓が括弧書きされます。

銀行口座、クレジットカード、マイナンバーなどについては、制度が変わりつつあるので、最新の情報を確認してください。

ちなみに、職場で旧姓を、プライベートでは新姓を用いる場合、仕事とプライベートを切り離せるという意外なメリットもあります。研究を続けていくと、嫌でもネットワークの世界に自分の名前が出ていきます。しかし、旧姓使用であれば、そこから家族やプライバシーに直結しにくいのです。この利点は、結婚し、子どもができたときに実感しました。

（丸山）

●**卓越研究員**（LEADER）　新たな研究領域に挑戦する若手研究者を支援する文部科学省の事業。公募・審査・補助金交付などは学振が行う。本書146ページに体験談を紹介。
卓越研究員：https://www.jsps.go.jp/j-le/index.html

（長濱）

特別研究員制度で不満な点もある

PDの経験者からの感想をいくつかご紹介します。

●いわゆる給与に相当するお金が研究奨励金として支払われており、「雇用」という形式がとられていません。したがって、住民税・国民年金・国民健康保険などの手続きの変更を自分で行わなければならなくなります。それまで受けていた保障や諸手当のうち受けられなくなるものも出てくる可能性があります。

●制度の性質上、「雇用主不在」となるため、「働いていない」という誤解を受けて不利益を被る場合があります。例えば、保育園の申し込み時などがその例です。

●大学によっては、「特別研究員」についてよく知らない事務員の方がいることもあると聞きます。その結果、メールアドレスを発行してもらうだけで一苦労だったり、大学で回覧されるセミナーや研究費公募、求職案内のメーリングリストに入れてもらえなかったといったケースもあるようです。

（大友）

就職活動：
研究費と給与が支給される制度を活用

学振の制度に応募するには？

独立行政法人日本学術振興会（学振と略されることが多い）は、研究奨励金（一般的な給与に代わるもの）と研究費を助成する人材育成事業を行っており、いくつかの制度があります。これらの制度を利用するには、自分を受け入れてくれる研究室を探し、研究室と協議して研究計画を立て、年1回の公募時期に申請書を提出します。応募される場合は、最新情報を常にチェックしてください。

いろいろな制度がある

制度の種類を簡単に紹介します。このうち、RPDとRRAは出産や育児、介護などによる中断からの復帰を支援する制度です。

RPD、PD、卓越研究員については、本書第2章で体験談を紹介しています。

●特別研究員-DC1、DC2　博士後期課程の学生が対象。学業に従事しながら、給与をもらって研究をすることができる。

●特別研究員-PD　博士号取得者が対象。

●特別研究員-SPD　PDの中から特に優れた研究能力（世界最高水準の能力）を有する人が対象。

●特別研究員-RPD　出産や育児などのライフイベントで研究ブランクのある人の研究職復帰を支援する制度。詳しくは、本書183ページ参照。

特別研究員：https://www.jsps.go.jp/j-pd/

●海外特別研究員　海外での研究実績を積むことを支援するための制度。渡航費、滞在費、研究費が支給される。

●海外特別研究員-RRA　出産や育児などのライフイベントで研究ブランクのある人などが、海外で研究するのを支援する制度。

海外特別研究員：https://www.jsps.go.jp/j-ab/index.html

児などの状況に配慮があり、研究機関の異動は要件にされていません。申請にはかなりの量の書類作成が必要です。一般的な内容として、現在までの研究状況、これからの研究計画、研究業績などが含まれますが、RPDで特徴的な項目として、「出産・育児による研究中断のために生じた研究への影響」があります。自分自身への客観的な評価が必要な項目であり、再び研究に戻れたら、自分にはどのような貢献・成果が実現できるかという将来に向けた評価も記載できます。受け入れ先の先生たちとよく相談しながら、自身の研究力や特徴をしっかり見つめて書類を作成することが採用への第一歩となります。

応募される場合は、最新情報を常にチェックしてください。

特別研究員-RPD：https://www.jsps.go.jp/j-pd/rpd_gaiyo.html

RPD制度の利点と問題点

RPD制度の最大の利点は、育児期という不安定な時期に研究現場に戻る足がかりが得られることです。子どもを育てながらの生活は、予期せぬことがたくさん起こります。そのような時期に、授業や他の業務といったルーチンの義務がなく、自分の研究に集中させてもらえることは大変貴重です。これに加えて、各種科研費や助成金などへの応募資格があることも重要です（例えばプロジェクトで雇用された特任の研究員や教員たちは、プロジェクトへの専念義務があるために科研費や助成金への応募資格がないことも多く、研究者として重要な「獲得資金」などの業績を残せません）。この期間を利用して、研究者としての成果を形にしながら、次のステップへ飛躍する準備ができるでしょう。

一方、問題点もあります。180ページで学振PD制度で不満な点を紹介しましたが、それと共通の問題があります。また、RPDには年齢制限がありませんが、他のアカデミック・ポストには年齢制限が付いているものが多いので、3年間という年限が切れるころに、自分が挑戦できるポストに制限が出てくる可能性もあります。3年間という期間にしばられず、RPDとして研究生活を送る間にも、良いチャンスがめぐってきたら挑戦するなどの高い意識を保ちつづけることが重要です。

（丸山）

RPD制度：
出産・育児イベントからの研究再開を支援する

RPD（Restart Postdoctoral Fellowship）制度とは？

子育て支援や学術研究分野における男女共同参画の観点から、優れた若手研究者が、出産・育児による研究中断後に円滑に研究現場に復帰できるように支援する特別研究員制度のことです。日本学術振興会（学振と略す）により2006年度に創設されました。非常勤講師や任期付ポスドクには、育児休業制度が適用されない場合があります（本書185ページ参照）。このため、出産・育児に伴ってやむをえず研究を中断する人も多く、その後の研究現場への復帰も困難となる状況にあります。RPD制度は、このような女性研究者が研究活動をスムーズに再開するために創設されています。

RPD制度は、学振の特別研究員制度の1つで（181ページ参照）、採用期間中（RPDは3年間）、研究奨励金（一般的な給与に代わるもの）が毎月支給されます。また、自身の研究費として年間150万円以内が支給されますので、研究や学会参加活動をかなりの程度自由に行えます。

申請資格：年齢制限なし、男女ともに取得可能

特筆すべきは、年齢制限がないこと、男性でも条件を満たせば申請可能ということです。条件の詳細は日本学術振興会のホームページにある通り（https://www.jsps.go.jp/j-pd/pd_oubo.html#rpdshikaku）ですが、抜粋すると「出産・育児のために3か月以上研究活動を中断した者」です。配偶者が出産した際に、育児のために夫が研究を中断した場合も申請資格が発生することになります。ただし、現状では男性のRPD申請者は少数にとどまっているようです。

RPDをはじめとする特別研究員に申請するならば

RPDにかかわらず、特別研究員に申請する場合、受け入れ先（特別研究員に採用された際、自分が実際に研究をしていく場所）を見つける必要があります。RPD以外の特別研究員の場合には、「大学院在学当時の所属研究機関以外の研究機関選定を推奨」という条件がありますが、RPDの場合には育情報の確認が必須です。
厚生労働省「育児・介護休業法について」：
http://www.mhlw.go.jp/stf/seisakunitsuite/bunya/0000130583.html
厚生労働省「有期契約労働者の育児休業ハンドブック」：
http://www.mhlw.go.jp/bunya/koyoukintou/pamphlet/pdf/ikuji_h28_11_01.pdf

産休・育休でもらえるお金や節約できるお金

健康保険に加入している被保険者が出産したとき、「出産育児一時金」が支給されます。出産一時金は、2011年4月以降、特殊なケースを除いて一児につき42万円で一律になっています。また、健康保険に加入している被保険者が出産前後に仕事を休み、給与が受けられない場合、「出産手当金」が支給されます。育児休業を取得することができ、かつ一定の条件を満たしていれば、「育児休業給付金」（公務員の場合には、共済組合からの「育児休業手当金」）が支給されます。これらの給付金は、出産前の被保険者の給与などによって額が異なります。その他自身が給付を受けられるのか、受けられる場合にはどれくらいの額なのかについては下記の情報サイトmamariが参考になります。また、育休を取得できた場合、その期間の「社会保険料の免除」を受けることができます。節約できる額はかなり大きいものです。育休を取れるか取れないかで、育児休業給付金などと合わせても家計の収支はかなり違ってきます。

若手の任期付研究員の場合には、上述の通り育休が取得できないことも多いため、保障や諸手当を得られないことが多々あります。任期付きのポジションをつないで職場を転々としている場合や、任期が一時的に切れてしまう場合でも、「研究を継続したいという意思」を重視した特例などを設けてもらうことができれば、若手のポスドクであっても出産での金銭面でのハードルが低くなるのではないでしょうか。特殊な状況にあるポスドクに対して、より多くの理解が得られるような制度が整っていくことを望みます。
mamari「申請しなければ受け取れない！妊娠・出産でもらえるお金」：
https://mamari.jp/24050

（丸山）

産休・育休制度とは？

出産前後および育児にかかわる休業は法律で定められており、何種類かに分けられます。

産休（産前・産後休業）

産休は、正社員、パート、派遣社員など雇用の形態にかかわらず、誰でも取得することが可能です。

●産前休業　出産前のお休みは産前休業と呼ばれ、出産予定日を含む6週間以内（双子以上は14週以内）の休業を取得可能です。通常は本人の申請によって取得できます。ぎりぎりまで働きたいという人は、申請時期をずらすことで6週間よりも短く休業期間を取ることもできます。また、時には出産の遅れで産前休業が6週間より長くなることもありますが、この場合も出産日までは産前休業として認められます。

●産後休業　出産後のお休みは産後休業と呼ばれ、8週間以内で取得できます。産後休業は本人の申し出とは関係なく、最低6週間は就業できない、と決められています。7〜8週目は本人の希望があり、かつ医師がその安全性を認めた場合に限って、就業することができます。

育休（育児休業）

養育する子が満1歳（保育園に入園できない場合は満2歳）の誕生日を迎える前日まで認められている休業です。ただし、公務員の場合には民間企業などとは異なる法律が適用されており、育児休業は最大で子どもが3歳に達する日までとなっています（所属事務所により異なる場合も）。

産休とは異なり、育休には取得するための条件があります。特に、「期間の定めがある労働契約」で働く方は注意が必要です。また、この数年で法の改正などもありましたので（最近では2017年10月施行）、今後も「現時点での法ではどうなっているのか」の確認が必須です。

若手研究者の場合には、任期付職についていることも多いですので、妊娠の可能性がある方や、家族計画のもとバースコントロールされる方は、最新

図　認可と認可外の保育施設の分類

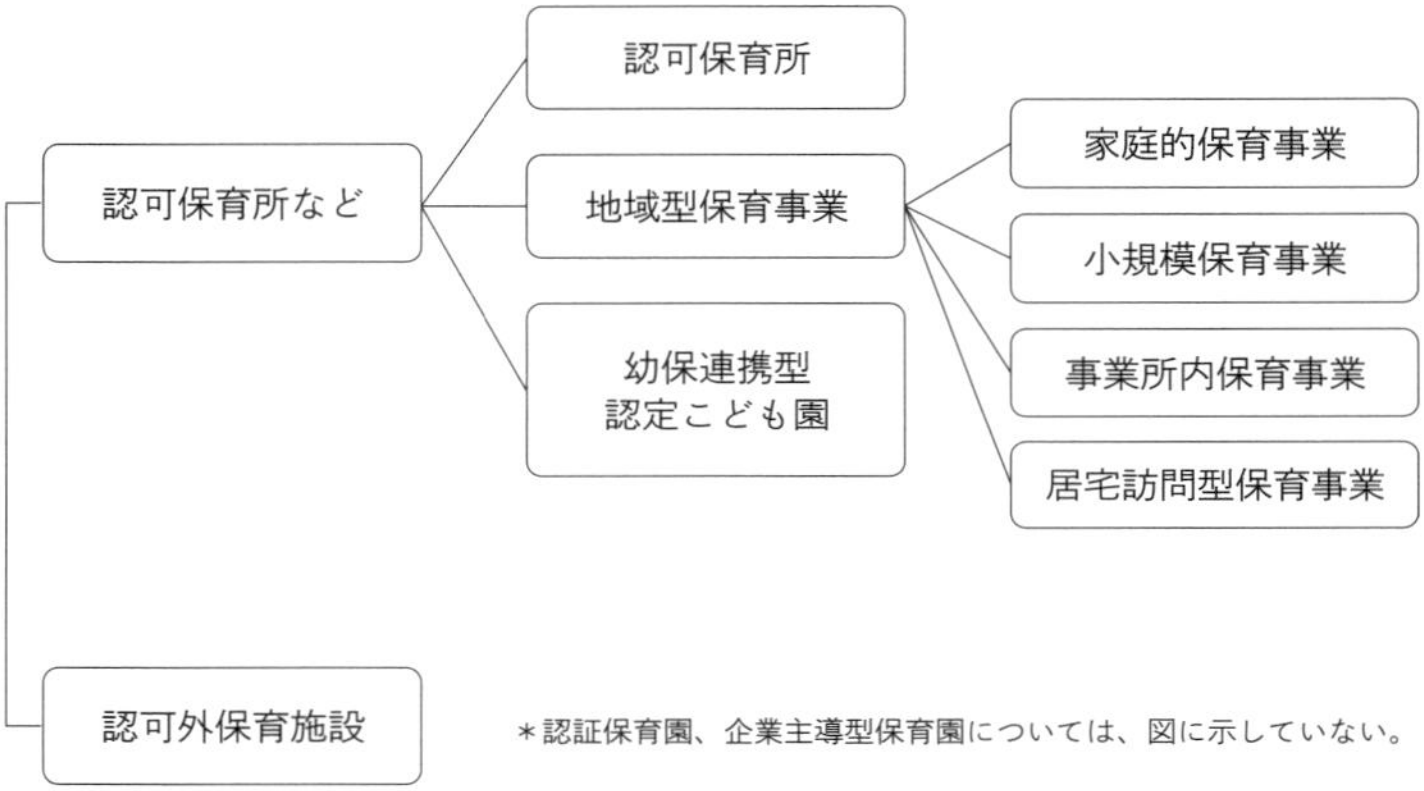

＊認証保育園、企業主導型保育園については、図に示していない。

国からの認可を受けられない保育施設と、あえて認可を受けないで運営をしていく保育施設が混在しています。

●個々の施設の固有名　○○保育所、○○保育園、○○託児所といったように、施設ごとにさまざまにつけられています。

東京都福祉保健局「認可外保育施設に関するQ＆A」：
http://www.fukushihoken.metro.tokyo.jp/kodomo/hoiku/ninkagai/qa.html

認証保育園

認可でも認可外でもない認証保育園という選択肢がある自治体も存在します。東京都など、待機児童問題が深刻な地域では、「国の認可基準には達していないが自治体の基準に達していれば独自の補助を受けられる」という政策を有する自治体があり、この基準をクリアして認証されたのが認証保育園です。東京都の他、横浜市や仙台市などで同様の政策が取られています。自治体からの補助が出ますが保育園利用料は園ごとに定められるので、高額になることもあるようです。認可保育所と認可外保育施設の中間的な保育料というイメージです。

（丸山）

さまざまな保育施設

仕事を続ける親にとって、子どもを預かってくれる施設は最重要とも言える存在です。子どもを安心して預けられなければ、仕事を続けることができないためです。おおよその保育施設の特徴をお伝えします。

認可保育所と認可外保育施設の違い

保育施設は大きく2つのグループに分けられます。認可保育所と認可外(無認可)保育施設です。

●認可保育所　国が定めた認可基準(施設の広さ、保育士などの職員数、給食設備など)をクリアし、都道府県知事(政令指定都市市長、中核市市長を含む)に認可された保育施設です。そのため、最低限の保育の質が保証されます。また、大きな特徴として、国から補助金がありますので、保育料は低く抑えられます。子育て支援や待機児童解消に積極的な自治体によっては補助金を上乗せすることもあるため、各自治体によって保育料にはやや幅があります。ちなみに保育料は一律ではなく、基本的に親(保護者)の住民税額に応じて決定されます。右図に示したように、認可保育所にもいくつか種類があります。

●認可外保育施設　上記の認可がされていない保育施設です。その理由はさまざまですが、都市部などでは認可基準の施設や園庭、保育士が確保できないなどが大きな理由です。一方、国の補助金を受け取る代わりに認可保育所であれば受けなければならないさまざまな縛りを受けることなく、あえて認可外保育施設として運営を続ける保育施設もあります。例えば認可保育所になると、入所する児童を選ぶことはできません。大学内や企業内の保育施設(大学内保育施設については、189ページ参照)では、やはり大学で働く人やその企業で働く人の子どもたちを優先的に預かりたいという前提がありますが、認可保育所になるとこのような裁量は認められなくなります。保育料も国によって定められていますので、他とは異なる良質な教育理念を実現するために保育料を上乗せするということもできません。このような理由から、

企業主導型保育園

2016年度から始まった企業主導型保育は、「国からの補助を受けながら会社がつくる保育園」です。認可外保育施設ですが、国から保育施設の運営費や整備費の助成金が出ますので利用料は認可保育所と同じ程度に抑えられます。

親の多様な働き方に柔軟に対応できるという特徴もあり、病児保育や一時預かりが可能な保育園も存在します。複数企業が共同で保育施設を作ることができる、任意で他の企業や地域の子どもたちを受け入れることも認められているなど、地域の実情に応じてかなり柔軟な運営ができるようになっています。

認可保育所では自治体が「保育の必要性」の度合いで入園の可否を決めますが、企業主導型保育では就労要件を満たせば自治体の認定なしに、直接契約ができます。このような新しい保育施設は、今後、一般的な会社員とは異なる研究者らにとっても心強い存在になると期待されています。

内閣府「企業主導型保育事業の概要」:
http://www8.cao.go.jp/shoushi/shinseido/outline/gaiyo.html
スゴいい保育:
http://sugoii.florence.or.jp/1562/

(丸山)

大学内の保育施設

小さな子どもを育てている研究者や大学職員、学生のために、学内に保育施設を併設する大学も増えています。大学内保育施設の歴史は古く、1950〜1970年代にさかのぼるところもあります。

運営方針は施設によってさまざまで、認可保育所や認証保育園として運営しているところもあります。しかし、国や自治体の認可を受けて運営する場合は児童を優先的に選べないという現状がありますので、大学関係者の子どもたちを優先的に受け入れることは難しくなります。設置目的を果たすために、あえて認可を受けずに運営しているところが多いようです。そのために保育園利用料は、比較的高額なところも多く、その点は雇用が不安定な若手の研究者や学生にとっては悩ましいところです。

一方、学内に設置されていることから、子どもが体調不良のときにはすぐに飛んでいける、業務や授業の合間に授乳時間を設けて母乳をあげられるなどの大きな利点もあります。また、利用者の体験談によると、境遇が非常に似た保護者が集まるために、研究者ネットワークが広がることが多いというのも心強い点だそうです。研究の世界で一研究者同士として出会うと、ポジションの違いなどで簡単に話すことができないような方とでも、保育園で子どもの親として出会えば同じ目線を共有できるママ友です。このような出会いから、新しい共同研究などが生まれることもあるのかもしれません。

選択肢の一つとして、まずは自分が所属する研究機関内に保育施設があれば調べてみることをオススメします。

「学内保育所の状況について」:
http://shirai.life.coocan.jp/html/27_shirai.pdf
「全国アンケート調査による事業所(大学)内保育施設に関する研究:その1」:
https://www.aij.or.jp/paper/detail.html?productId=385421

(丸山)

様の配慮が望まれるでしょう。

背中を押すアドバイスをめざして

「夫婦や家族が同居できない」、「育児休業を取得したいが、なかなか取れない」、「子連れの学会発表や海外出張が難しい」などは、研究者がよく直面する悩みです。しかし、そればかりでなく、家族の意向というものが彼女たちの心を揺らすことが多いようです。「卒業後は地元に戻るようにと、両親や祖父母が望んでいる」「専業主婦の義母は、保育園に子どもを預けるのに賛成でない」、「別居は子どもの教育によくないと言われた」などの言葉を耳にします。「理系の女性の進路選択における母親の影響の分析」という調査報告もあり、それによると女子学生は男子学生よりも、自身の進路について保護者に相談する場合が多く、特に母親に相談する傾向にあると指摘されていて、その影響をしっかりと受けていると考えられます。

とはいえ、彼女たちも親の意見を聞いているばかりではありません。保護者の言葉に耳を傾けながらも、最終的な進路は自分自身で決定している場合が多いと、筆者は経験上感じています。彼女たちが悩んでいるとき、それは回答を探しているのではありません。心では決断しているものの、自分が納得のいく言葉を探しているところで、あとは背中を押してほしいのだろうと感じることが多いのです。ですから筆者は、悩める学生が相談に訪れてきた場合には、親戚のおばさんのように気さくに、親身だが近づきすぎないように接して、話を聞いてあげるようにしています。

大学で横のつながりを増やして、乗り越える一助に

今、各大学では、研究室の境を越えた人的交流が増えるような、さまざまなプログラムを組んでいます。横のつながりを増やし、ゆるやかに協力しあえるようにして、結婚、出産、育児などの情報共有にもつなげようとの期待があるからです。このような交流も、ぜひ活用してください。

「2B28理系の女性の進路選択における母親の影響の分析」林裕子・國井秀子著、研究・イノベーション学会　年次学術大会講演要旨集30、426（2015）

（橋爪）

理系女性の心が揺れる9つのタイミング

分かれ道となる9つのタイミング

筆者はこれまで女性研究者の育成やサポートの仕事に携わってきました。東北大学では自然科学系女子大学院生による次世代育成活動（東北大学サイエンス・エンジェル）や女性研究者育成支援に助手として約5年、京都大学では高校生向け体験学習プログラムに特定職員として約3年従事してきました。その経験に基づく私見なのですが、女性が理系の研究に興味を持ち、研究者を目指し、そして研究者としてのキャリアを構築していこうとするときに、それを完遂すべきか否か、心が揺れるかもしれない9つの分岐点があると考えます。

第1の分岐点：中高生が自然科学系への進学を考えるとき
第2の分岐点：自然科学系へ進学した大学生が、大学院博士課程前期（修士課程）への進学を考えるとき
第3の分岐点：大学院博士課程後期（博士課程）への進学を考えるとき
第4の分岐点：博士号を取得し、研究者として独り立ちするとき
第5の分岐点：結婚するとき
第6の分岐点：出産・育児をするとき
第7の分岐点：キャリア構築
第8の分岐点：任期なしの准教授や教授など教員への着任
第9の分岐点：学会での委員や意思決定機関等への登用

博士号を取得した女性にとって、特に大変だと感じられる可能性があるのは、第4、第5、第6、第7の分岐点が、短期間に、しばしば連続したり、前後したりして迫ってくることではないでしょうか。もちろん、その結果は第8や第9の分岐点における判断や行動に影響したり、それに悩まされたりするのです。何の予備知識もなく、あるいはその存在も知らずにこれらの分岐点に出くわし、対処に困惑したり、あわてて意図していない判断をしたりすることのないように、女性研究者やそれを目指す方は、これらの分岐点があることに注意しておきましょう。できれば、自分の場合はどのように対処していくか、考えておけるといいでしょう。また、指導的立場にある人々も、同

妊娠がわかったら

妊娠がわかったら上司に相談しよう

妊娠がわかったら、できるだけ早めに上司に相談することをお勧めします。プライベートなことですし、特に妊娠初期は経過がはっきりしませんが、できるだけ早めに報告しておくことで、次の一手を早めに打つことができます。体調や研究進捗などを踏まえ、これらの制度をうまく利用することができれば、体や心への負担を小さく抑えた妊娠時期を過ごすことができるでしょう。

困ったときには誰かに相談しよう

●所属機関の事務職員や上司、男女共同参画推進室など。
●同業の子育て研究者仲間。

参考になる資料

厚生労働省ウェブサイト『仕事と家庭の両立支援について』:
http://www.mhlw.go.jp/kouseiroudoushou/saiyou/ryouritsu/index.html
厚生労働省ウェブサイト『労働基準』:
http://www.mhlw.go.jp/stf/seisakunitsuite/bunya/koyou_roudou/roudoukijun/index.html
厚生労働省ウェブサイト『雇用における男女の均等な機会と待遇の確保のために』:
http://www.mhlw.go.jp/stf/seisakunitsuite/bunya/koyou_roudou/koyoukintou/danjokintou/
『さあ、育休後からはじめよう―働くママへの応援歌』山口理栄・新田香織著、労働調査会、2013年刊

（長濱）

研究者の育児中の勤務形態

「24時間」の使い方は、自分で決める

本書で紹介した研究者ママの一日のタイムスケジュールを次ページ以降に紹介します。同じ「研究者」とはいえ働き方は多様です。大学の研究者の多くは裁量労働制（仕事のやり方や時間配分を労働者の裁量に任せる制度。実際の労働時間とは関係なく、成果で判断され、あらかじめ定めた時間働いたものとみなされる）ですから、その影響もあるでしょう。24時間を誰のために使うのか、どのように使いたいのかを常に自問自答し、自分の一日をデザインしつづけていきましょう。

（次ページへ続く）

＊週1で研究打ち合わせ。
育休復帰直後は1か月
間保育園へ授乳へ。

橋爪（同居・子3歳以降）

時刻	内容
6:00	起床
7:00	朝食、夕食、弁当準備、自分の身支度 子の身支度、夫との連絡調整
8:00	登園 出勤
9:00〜11:00	事務作業（計画書、報告書、連絡、調整）打合せ イベント運営
12:00	昼食
13:00〜17:00	事務作業（計画書、報告書、連絡、調整）打合せ 会議 イベント運営
17:00	退勤
18:00	お迎え
19:00	子どもの習い事
20:00	夕食
21:00	寝かしつけ、絵本
22:00	洗濯などの家事
23:00	就寝

佐藤

時刻	内容
5:00	起床（前日できなかった場合）洗濯など
6:00	掃除、食事準備などの家事 身支度、フリータイム
7:00	朝食 登園
8:00	通勤（自家用車）出勤
9:00〜11:00	データ解析 関連論文調査、論文執筆 事務的書類作成など
12:00	昼食 ＊
13:00〜16:00	データ解析 関連論文調査、論文執筆 事務的書類作成 会議 セミナー（週1程度1.5時間）など
17:00	退勤（自家用車）保育園お迎え
18:00	帰宅、子どもにおやつ 食事準備、その他家事など
19:00	食事 風呂 洗濯、食器洗いなどの家事
22:00	子どものお世話、寝かしつけ
23:00	就寝（たいてい子どもと一緒に寝てしまう、起きられたら残った仕事や家事をする）

今出

時刻	内容
6:00	起床 朝食、朝食片付け
7:00	自分の支度 登園、出勤
8:00	メール対応など
9:00〜11:00	会議、講義、学生指導 プロジェクトマネジメント、実験、情報収集など
12:00	昼食
13:00〜16:00	会議、講義、学生指導 プロジェクトマネジメント 実験、情報収集など
17:00	お迎え
18:00	夕食、夕食片付け、子どもの翌日の準備
19:00	風呂、子どもと遊ぶ、寝かしつけ
20:00	家事お手伝い、デスクワークなど
21:00	夫婦でお茶
22:00	就寝（繁忙期はこの後、私だけデスクワーク）

育児期の1日のタイムスケジュール

体験談筆者の典型的な例。時間はめやす。

	丸山（第1子妊娠期）	丸山	橋爪（別居・子2歳まで）
0:00	就寝	就寝	
1:00			
2:00			
3:00			
4:00			起床
5:00		起床	家事（洗濯、掃除、朝食夕食準備）
6:00	起床	朝食準備、家事など / 出発	保育園登園準備（オムツと袋の名前書き等）
7:00	朝食準備、家事など / 出発	通勤時間（メールチェック、一日の業務確認、文書読み）	自分の身支度 / 子の身支度、朝食
8:00	通勤時間（メールチェック、一日の業務確認、文書読み）	出勤	登園 / 出勤
9:00	出勤	論文執筆 データ解析 事務書類作成など	イベント運営 打合せ 連絡、調整 事務的書類作成 訪問対応等
10:00	実験準備、結晶の状態確認		
11:00	打合せ	打合せ	
12:00	昼食	昼食	昼食（時々自宅に戻って家事）
13:00	会議 学生指導 実験指導など	会議 学生指導 実験指導 実験など	イベント運営 打合せ 連絡、調整 事務的書類作成 訪問対応等
14:00			
15:00	実験		
16:00		退勤・移動時間（メールチェック、一日の業務確認、文書読み）	
17:00	事務作業、論文執筆作業、データ解析など	保育所お迎え	
18:00	退勤/移動時間（メールチェック、一日の業務確認、文書読み）	帰宅 / 食事準備、その他家事など	退勤 / お迎え
19:00	食事準備	食事、風呂、その他子どものお世話など	帰宅、食事、風呂
20:00	夕食 / フリータイム		寝かしつけ、絵本 / 就寝
21:00	風呂 / 洗濯などの家事	子ども寝かしつけ（そう簡単には寝ない）	
22:00	フリータイム	（起きられたら）フリータイム 自分の仕事など	
23:00			

辻田

0:00	
1:00	
2:00	
3:00	
4:00	
5:00	起床　洗濯
	パソコンで仕事
6:00	食事準備
	朝食
7:00	出発
	登園
8:00	出勤
9:00–11:00	論文執筆 データ解析 授業の準備 学生と研究打ち合わせ
12:00	昼食（外食/スーパーで買物したり、一度家に帰る）
13:00–17:00	会議 授業 ゼミ 学生指導 事務書類作成など
18:00	退勤
	お迎え
19:00	帰宅
	夕食
20:00	風呂
	片付け
21:00	寝かしつけ
	就寝
22:00	
23:00	

（前ページから続く）

岩井

0:00〜6:00	（睡眠）	
6:00	起床	
	朝食、お弁当、保育所や小学校の準備	
7:00	小学校へ（長男）	
8:00	登園（長女）	
	出勤	
9:00〜12:00	会議、研究企画、研究調整、委員会準備など	実験準備
		会議
		実験
12:00	昼食	
13:00〜18:00	会議 研究企画 研究調整 委員会運営 研究広報 データ解析 発表準備 論文執筆など	実験 測定 データ整理 など
18:00	退勤	
	お迎え、帰宅	
19:00	夕食	
	小学校の宿題確認	
20:00	風呂	
	子ども就寝	
21:00	フリータイム	
22:00	就寝	

長濱

0:00〜4:00	（睡眠）
4:00	起床
5:00	フリータイム（ランニング、仕事、二度寝）
6:00	身支度
	食事準備
7:00	朝食
	出発
8:00	登園
	出勤
9:00	実験準備、測定
10:00〜12:00	データまとめ 論文執筆 事務的書類作成など
12:00	昼食
	フリータイム（ネットショッピング/仕事）
13:00〜17:30	事務的書類作成 実験 データまとめ、論読など
17:30	退勤
18:00	お迎え
19:00	帰宅
	風呂
20:00	食事準備
	夕食
21:00	フリータイム（子どもと遊ぶ、家事）
22:00	就寝

高橋

0:00〜7:00	（睡眠）
7:00	起床、身支度
8:00	登園、出勤
9:00〜12:00	実験 会議、打ち合わせ 学生指導 論文執筆
12:00	昼食
13:00〜18:00	実験 会議、打ち合わせ 学生指導 授業 論文執筆
18:00	退勤、お迎え
19:00	風呂、夕食
20:00	フリータイム
21:00〜23:00	数値計算、データ整理
23:00	就寝

高橋

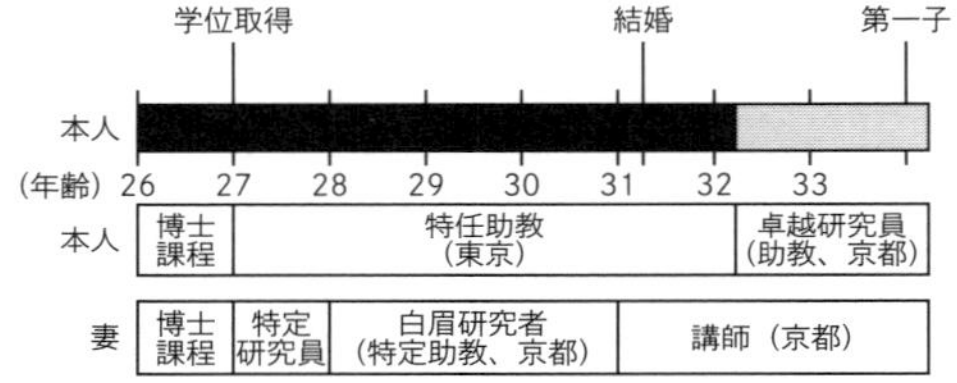

辻田

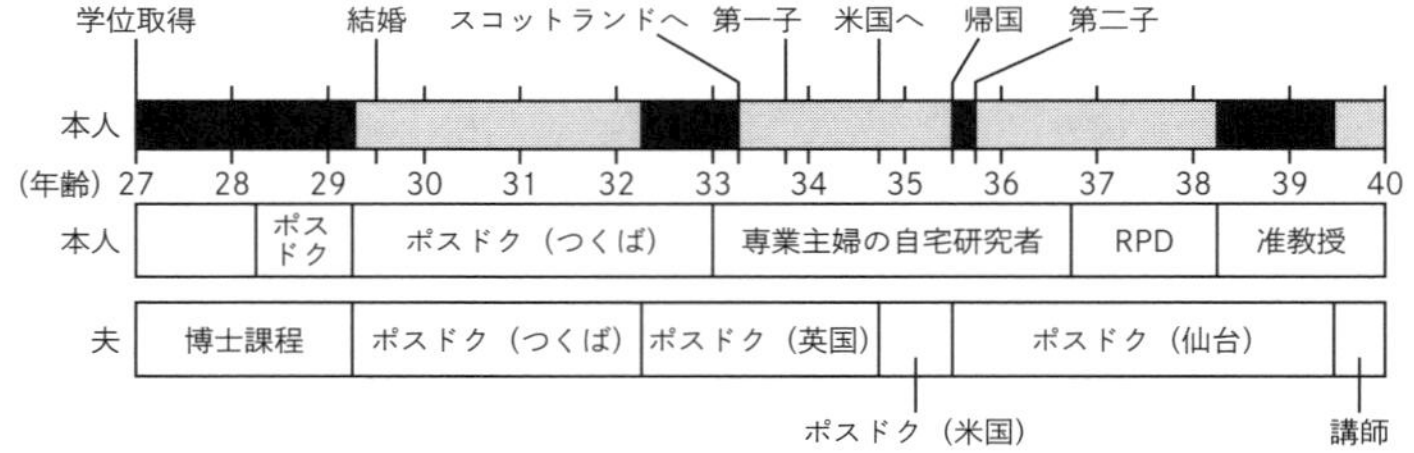

体験談筆者の夫婦年表は、各年表とも、上段の黒いバーは別居期間、灰色のバーは同居期間を示す。その下は、本人とパートナーのポジションと勤務地。

夫婦年表

丸山

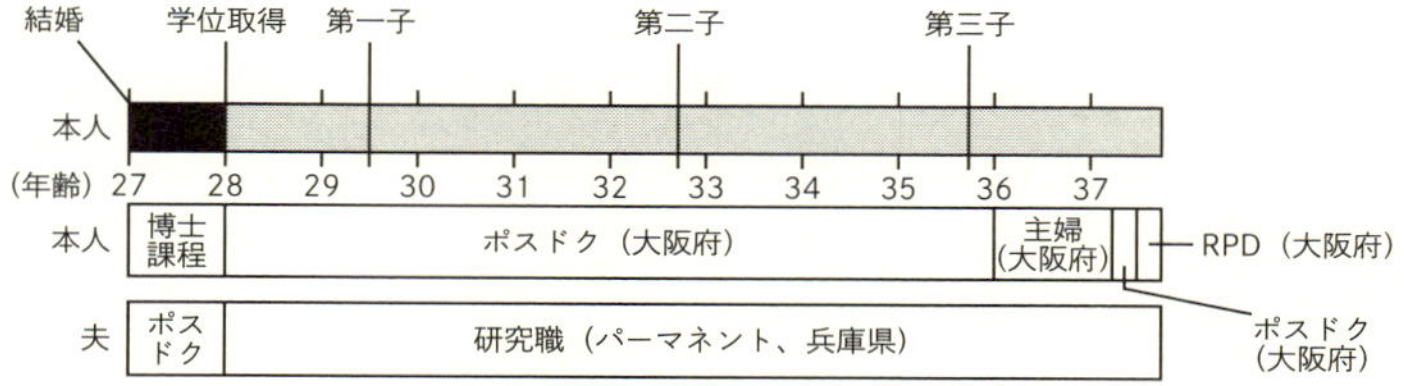

＊産休・育休については体験談参照

主婦とあるのは、業務委託契約を結んで自宅で業務を行っているとともに、退職した研究室と連絡をとりながら学生指導を行っていた期間。

佐藤

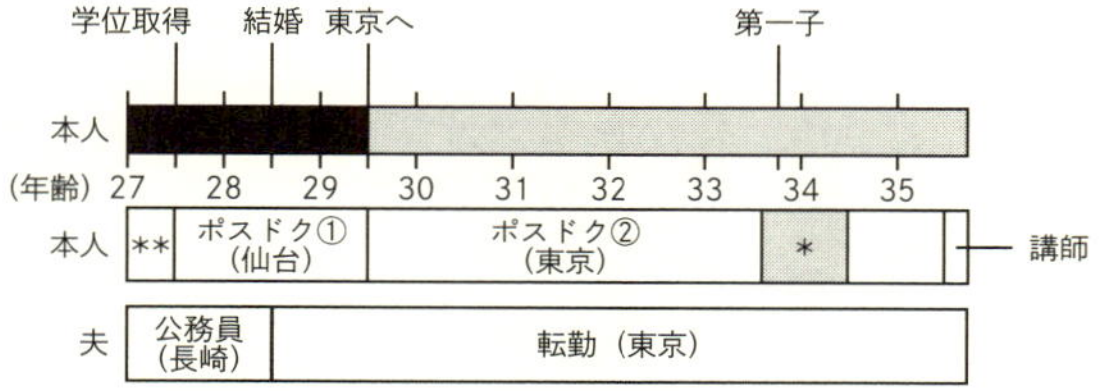

＊は産休・育休期間　　＊＊は博士課程

長濱

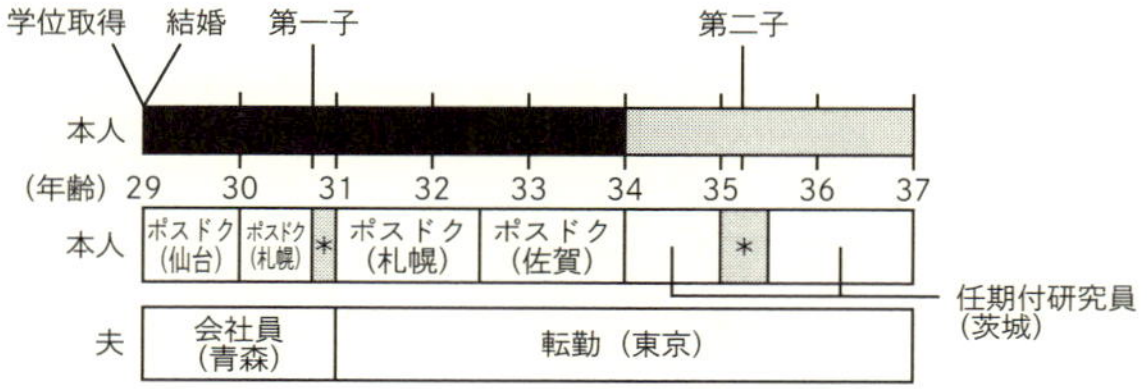

＊は産休・育休期間

多様な働き方：パートタイムの技術補佐員

研究分野によっては、技術補佐員として多くの女性が勤務している大学や研究所の研究室もあります。一口に技術補佐員といっても財源や勤務時間、任期もさまざまで、フルタイムで募集している場合もあればパートタイムで募集している場合もあります。

パートタイムの技術補佐員に応募される人のなかには、例えば理系の専門職で働いていたけれど、結婚・出産を期に仕事を辞めたが子育てに手がかからなくなったのでまた働きたいという方、研究のために夫婦離れて住むのはつらいという方、子育てにウェイトを置きたいのでフルタイムで働く研究者は荷が重いという方などがいるようです。

研究室が獲得した外部資金を財源とする場合は不定期に突然募集がかかりますので、応募したい場合には、JREC-IN Portalや大学、研究所のホームページの採用情報をこまめにチェックしてみてはどうでしょうか。

筆者が見聞きしてきた範囲では、研究室の技術補佐員に限っては女性の割合が高く、なかには「このパートさんがいないと研究室が回らない」ほどに頼られている方もいました。外部資金で雇用される短期のパートやフルタイムの技術補佐員が頻繁に募集されているという現状は、多くの研究施設で正規職員の雇用が難しくなっており、非正規雇用に頼らざるをえないという危機的状況の裏返しでもありますから、決して良い状況とはいえません。このような困難な環境下であがっている研究成果は、不安定な雇用形態下で熱心に働く技術補佐員の方々に支えられているケースが少なくないと思います。

（大友）

多様な働き方：地方自治体で働く場合

筆者が所属する地方自治体では、出産後に復帰して仕事を続けている女性の先輩が多く、出産・育児に関する制度は充実していると感じます。筆者が現在勤務する保健所の仕事の内容については118ページに紹介しました。ここでは、産休・育児について説明します。

自治体によって多少違いはあるかと思いますが、筆者が勤める自治体では、産前産後は、原則、出産予定日以前8週間から出産後8週間の期間内で休暇を取得することができ、子どもが3歳になるまで育児休業をとることができます（実際は1年で職場に復帰する場合が多いようですが）。

また、育児休業後も、子どもが小学校に就学する前までの期間であれば、短時間勤務が認められ、また、中学校就学前の子ども1人につき年間5日以内（中学校就学前の子どもが2人以上の場合は10日以内）で看護休暇を取得することも可能です。筆者もそうですが、夫婦ともに実家が勤務地と離れており、親族に、子どもの保育園への送迎を頼むことや、子どもが病気になったときに看てもらうことができない場合、このような制度が整っていることは、心強く感じます。

（畑中）

研究支援員との共同作業

出産や育児、介護などのライフイベントに直面している研究者に対して、一定期間研究支援員を雇用してくれる制度を設けている大学などが増えています。大学院修了者や学生さんなどが研究支援員として働いてくれるのです。筆者は、現場（研究室）にいる時間が限られている時期に、実験そのもののサポートやデータ処理などを手伝ってもらい、非常に心強く感じました。図は、筆者の経験における作業の流れを示したものです。

なお研究支援員を確保するルートは多岐にわたっており、興味のある方は最近の情報を確認してください。また多くの場合は、「現場にいる研究者のサポート」が条件となるので、例えば、支援を求める研究者本人が産後・育児休業その他の理由で職場に来られないときには原則として勤務していただけないことも多いと思われますので注意が必要です。（丸山）

図　研究支援員との共同作業の流れ（一例）

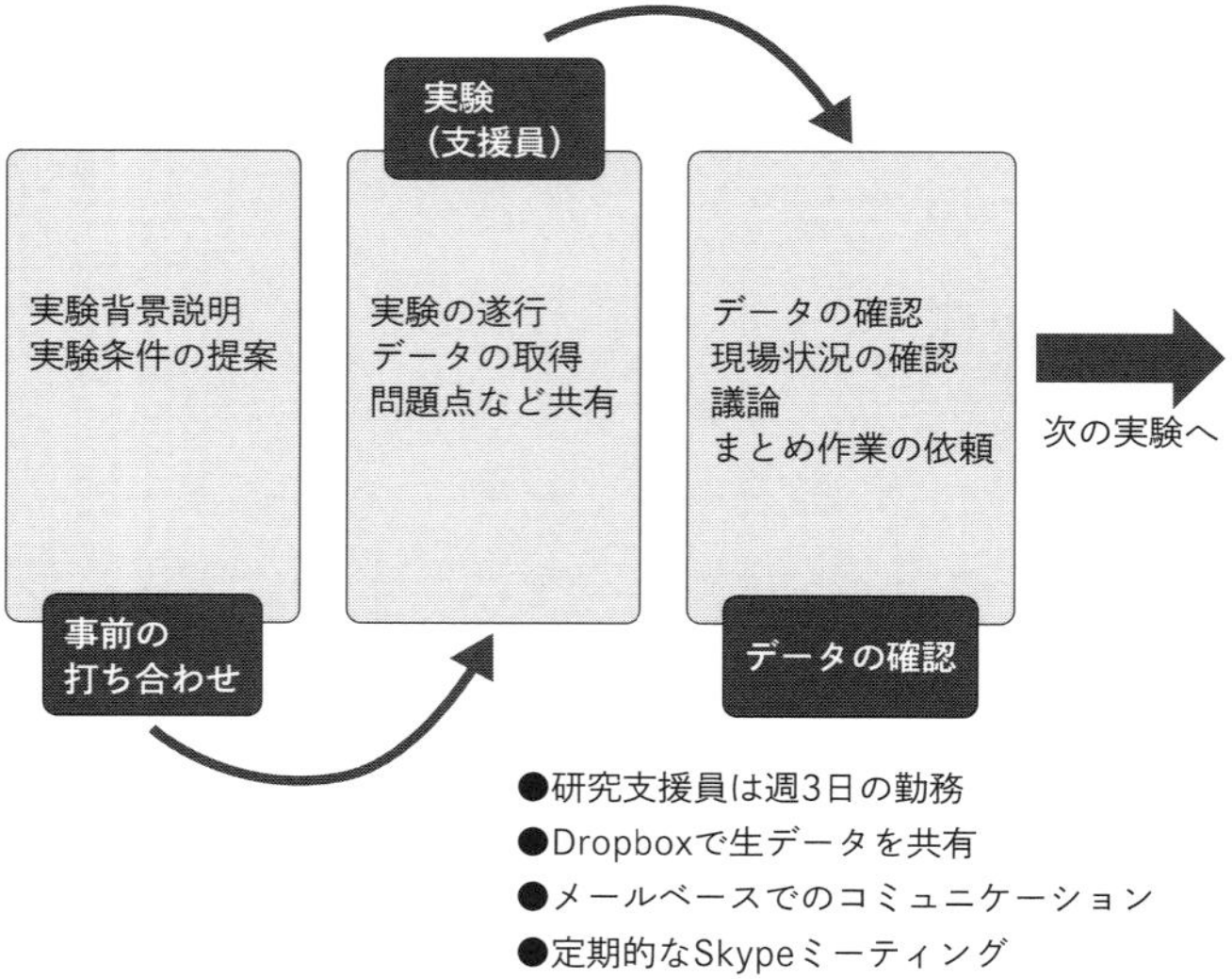

妊娠・出産・育児期の学会参加：経験者からのアドバイス（その1）

妊娠中の国内学会参加

筆者の場合、所属する国内学会での発表は、自分の研究計画をコントロールするためのものであり、成果を出すモチベーションにもつながっています。「妊娠中や育児期に、変わらずに学会に参加し続けることは、この研究業界で頑張っていくという意思表明の一面がある」と先輩女性研究者から聞いたこともあります。できるだけ参加しようとつとめ、長女のときは妊娠8か月で、次女のときは7か月で学会に参加しました。

大きなお腹で飛行機に乗って移動し、何事もなく発表を終えることができたのはとても幸いなことでした。妊娠時期には体調がすぐれなかったりと、状況は人それぞれです。学会への参加申し込みは数か月前に行うことが多く、実際に参加するときの状況はなかなかわかりません。申し込みの時期から担当医に相談しておくことが大切です。筆者は幸いにして許可が下りましたが、それでも担当医にはだいぶ釘を刺され、緊急時の連絡先や対応、滞在先の病院などをリストにして持ち歩いていました。

リスクヘッジをきちんと ── 参加できなくなったときの対応策

学会発表や会議への参加では、参加できなくなった場合のことを考えておくことも大事です。妊娠中も育児中も、予期せぬ事態で仕事をキャンセルせざるをえない場面によく遭遇することになります。発表者として登壇する場合は、行けなくなったらどうするか、誰にピンチヒッターをお願いするかなどの対応案を練っておきましょう。

第二子妊娠中には、司会者のような役割が打診され、責任が大きいので断るべきではという気持ちと、名誉な話なのでぜひ引き受けたいという気持ちとで揺れました。結局、運営の方に事情を話して相談した結果、引き受けさせていただくことができて、とても良い経験を積ませていただきました。リスクが大きいからと二の足を踏んでいるとなかなか思ったように動けなくなってしまいますから、周囲に相談し、協力を仰ぐことも大切かもしれません。

（長濱）

よりも、メリハリを付けて発表を聴くことが重要です。

また、海外の研究者たちと議論をし、親交を深めることは、ある意味では、発表そのものよりも重要です。オススメは、家族ぐるみで食事する機会を設けることです。最近のPCは小型のものが多いですし、タブレットなども頼れるツールです。食事中のテーブルでも簡単に議論ができます。もしも可能ならば、ご自身の発表する姿を子どもに見てもらう機会があるとよいと感じます（事前にセッションの座長に要確認ですが）。親が本気で英語プレゼンをする姿は、子どもにとってとても新鮮なはずです。

筆者はこれまでに、ポスター発表を1回、口頭発表を1回、子どもに見せています。海外では、日本と比べてずっと多くの研究者たちが家族を連れて学会に参加しています。会場でベビーカーを押している女性研究者や、子どもを抱っこしている男性研究者を目にすることも少なくありません。その分、学会参加者が子どもたちに対してとても寛容に思えました。これに加え、Accompanied person用の観光プログラムなどが準備されていることも比較的多いので、チェックすると便利です。

家族や子どもたちにとっても、研究者家族として参加している他の方々と交流する良い機会です。特にバンケットには、家族揃って参加することをオススメします。私の場合は、夏の学会に参加したため、子どもたち二人は甚平を着ました。多くの初対面の研究者が話しかけてくれ、子どもをきっかけに得たご縁も少なくありません。子どもや家族は、同伴にともなう準備も確かに大変な面はありますが、国際学会での心強い味方にもなるのです。

その他、行先での旅のノウハウや危険などについてはもちろんきちんと押さえておきましょう！

（丸山）

妊娠・出産・育児期の学会参加：経験者からのアドバイス（その2）

育児期の国内出張

育児期の学会参加でやっかいなのは、宿泊するパターンです。子連れで行くか、誰かに子どもを預けて行くか。子連れで行く人も多いと聞いています。学会が開催される地域の一時保育を探して預けるという話も聞いたことがありますが、最近では参加者用の託児所を設ける学会も多くなってきました。子連れで参加し、発表のときだけ託児所に預けている方に逢うことも増えてきました。

筆者の場合は、子どもを預けて行くことが多いです。その理由は、発表のときだけでなく、ランチタイムを含む学会参加中のすべての時間と、学会終了後に開かれる懇親会や飲み会という名前の情報交換の場も重要だと考えているからです。

一番多かったケースは、学会前日に子どもを連れて実家に行き、実家の両親に子どもを預けて学会会場に移動するものです。その場合、実家までの旅費は、子どもはもちろんのこと、自分の分も自費でした。また、直接行くよりも移動に時間がかかります。金銭的・時間的に厳しいわけですが、年に数回のことと割り切っていました。ただし、これは子どもが就学前だからできたことかもしれません。子どもが就学すれば、学校を休ませる必要があり、学習の遅れなどが気になるのではと思います。筆者の場合、長女が来年から小学生なので、今まさに諸先輩方にご助言を仰ぎたい気持ちです。

（長濱）

育児期の国際学会への参加

子どもを連れての国際学会参加は、ハードルが高いかもしれませんが、家族の協力が得られる場合には実現できます。

事前準備をしっかりとしておくことで、発表や情報収集は問題なくできます。例えば、絶対に聴きたいセッションや発表をきちんと把握しておきます。そこだけは何としても学会最優先なので、家族に頑張ってもらいましょう。通常の学会でもそうだと思いますが、だらだらとずっと会場に居続ける

危険業務の危険回避の一例

私は、実験で放射光施設を利用していました。結晶を作る仕事をしており、得られた結晶の品質評価に放射光施設を使っていたのです。放射線というと、その被曝量によって妊婦自身や胎児に悪影響があるのではないかという心配がついて回ります。自分が妊娠したときも同じ不安にかられました。しかし、せっかく申請して得た放射光施設のビームタイムです。運良く測定用の結晶も得られており、実験をあきらめたくはありませんでした。

早めの相談ということで、まずは共同研究者に状況を報告しました。次のステップとして、放射光施設の担当者に連絡をし、妊娠中の実験について対策を相談しました。すると、デジタルのリアルタイム線量計（どれくらい被爆したかがその場で分かる装置）を貸し出してくれ、危険基準を超えたらすぐに実験から離脱するよう指示をいただきました。

この危険基準は、かなり余裕をもって設定されており、万が一その基準を超えてしまったとしても赤ちゃんに悪影響が出る可能性は十分低い値となっていました。いつもよりも危険を意識しながら実験を行い、結果的に、借りたデジタル線量計は1メモリも動くことなく、すべての実験を予定通り行うことができました。適切な対策を取れば、実験にも安全に参加できるという一例です。このとき、一緒に放射光施設で過ごした赤ちゃんは、今元気に走り回ってやんちゃ盛りです。

（丸山）

妊娠中の危険業務：経験者からのアドバイス

自分の身は自分で守ろう

研究室では、危険が伴う作業を行うこともあるでしょう。重い装置を動かしたり、組み立てたりする、あるいは、有機溶媒を用いた実験や、X線や放射光施設を利用した実験なども、その一例です。また、危険ではないにしても、実験の性質上、深夜まで作業が続くことや、長時間過酷な環境での現地調査がある場合もあるでしょう。

「妊娠したからといって、特別扱いを受けるのは嫌」

このような意見はたびたび耳にします。しかし、いつも通りではない体になっているのに今まで通りの生活をすることは、想像以上の負担がかかるものです。

法律では、妊娠中の女性は医師の指導に基づき、勤務時間の変更や勤務の軽減を受けられることが認められています。危険業務からの回避も妊婦自身の申し出があれば必ず対応しなければなりません。これは、すべての女性労働者が対象であり、非正規雇用の女性も含まれています。しかし、そのことを知らない職場の担当者も多いですし、さらにいうと、学生の場合には労働者ではないので、このような法律の対象外となってしまいます。

自分の身は自分で守る。そして、赤ちゃんの命は自分が守る。流産や早産は、ごく身近で起こりうることですが、実際に直面するまで、「まさか、自分が」と思っている人がほとんどです。ですが、起こってしまった時点で手遅れのことが多いのが現状です。2章の94ページや3章の203ページにもありましたように、一緒に仕事をする人たちにいち早く自分の状況を説明し、自主的に身を守る覚悟と努力をすることが最善の対策です。周囲の理解が得られない場合や学生の方の場合には、所属機関の男女共同参画センターなどに直接相談をし、適切な対応を求めましょう。自分がいる環境で、同じような経験をされた先輩女性に相談するのも、皆さんにとって心強いと思います。

35％と1/3を超えました[1)]。学部別にみると理学部の数学や物理、工学部の機械、電気電子などで女子学生の割合が依然として低いのに対し、農学部などでは女子の比率が男子の比率を上回るようになりました。

研究者も、女性の比率が年々増加傾向にありますが、まだわずか15％余りで、日本は主要国の中で最下位です（図1）。また、自然科学系雑誌に掲載された論文の著者に占める女性研究者の割合で見ても、調査対象70カ国中、日本は最下位で約20％でした[2)]。

なお、女性研究者の割合を専門分野別にみると、理学で14.2％、工学で10.2％と低く、一方、医・歯学では26.5％、薬学・看護学などでは51.8％と高い数値を示しました（図2）。

1. 旺文社　教育情報センター　理系女子入学者数調査　2016.12.21
〔理系女子入学数調査2016　“理系女子”は本当に増えたのか？〕
http://eic.obunsha.co.jp/pdf/educational_info/2016/1221_1.pdf
2. L Holman, et al., PLoS Biol 16(4): e2004956, 2018

図2　専門分野別に見た大学などの研究者*の男女別割合

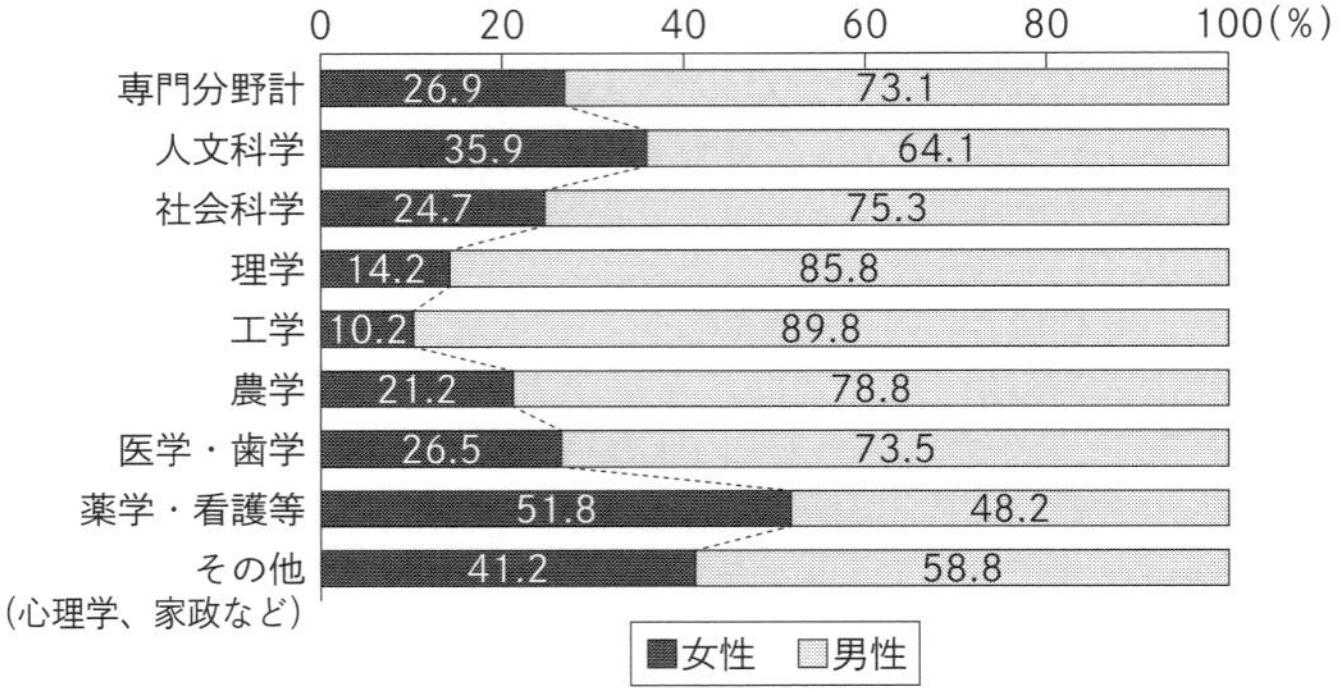

数値は2016年3月31日現在の値で、総務省「科学技術研究調査」（平成28年）にもとづく。
＊は研究を主たる業務とする者のこと。大学などとは、大学の学部（大学院研究科を含む）、短期大学、高等専門学校、大学附置研究所および大学共同利用機関など。

理系の女性研究者の人数に関するデータ

日本において、大学に入学する全学生に占める女性の割合は、理系でも文系でも増える傾向にあります。2015年、文系でその割合は約44％、理系で約

図1　研究者に占める女性の割合の国際比較

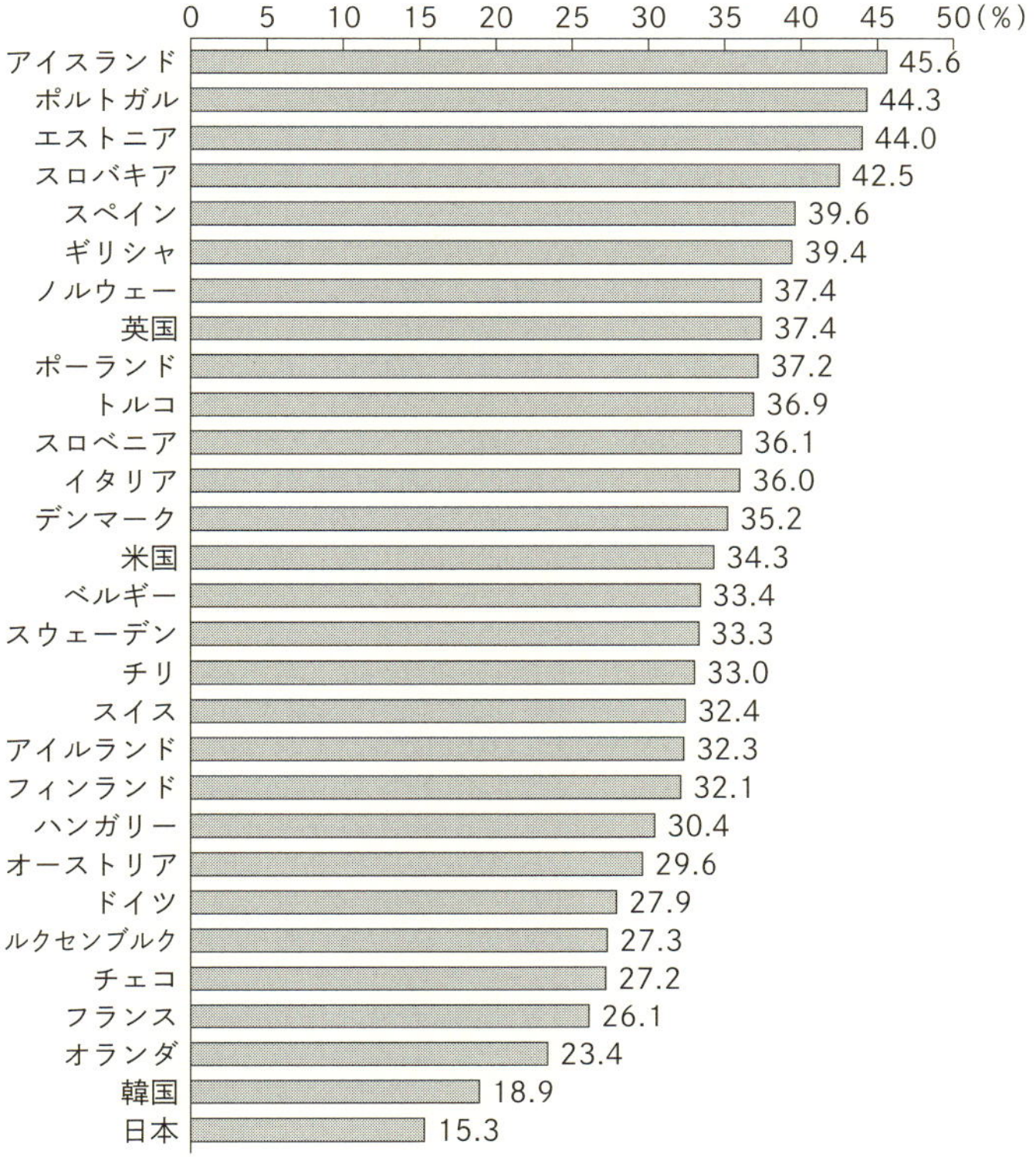

日本の数値は2016年3月31日現在の値で、総務省「科学技術研究調査」（平成28年）にもとづく。
図1と2はともに、「男女共同参画白書　平成29年版」（内閣府男女共同参画局）http://www.gender.go.jp/about_danjo/whitepaper/h29/zentai/html/honpen/b1_s05_02.htmlをもとに作成。

あとがき

「研究者を目指すならば、こうあるべき」という呪縛から、過去の自分も、これからサイエンスを目指す後進たちも解き放ちたいと思っていました。私は名前が知れわたっているわけでもない一研究員であり、大それたことではありました。しかし自分自身がもがいている今だからこそ、伝えられる声もあるにちがいないと思ったのが二年と少し前です。当時、三回目の妊娠時期にあった私が、志を同じくする仲間たちに声をかけることで本プロジェクトは始まりました。このような本を作りたいと考えたもう一つの背景には、自分がライフイベントにまつわるさまざまな局面を迎えて情報を欲しているときに、まとまった情報が存在しなかったことがあります。インターネットやSNSが発達した今、有用な情報を提供してくださっている方は数多くいらっしゃいます。そのようなサイトは当時の私にとって大変助けとなりましたが、一方で細切れの情報をそれぞれの場から集める手間や不安もありました。だからこそ、まとめることの重要性を痛感していました。プロジェクトが動き出してから完成まで想像以上に時間がかかりましたが、ようやく「あとがき」なるものを書ける状況を迎えたことにほっとしています。

プロジェクトを発足したものの、本を作るという経験自体はじめてで、何をどこから手をつけるべきか見当がつきませんでした。そこで学生の頃からお世話になっている大隅典子先生にご相談しました。

ご協力いただける出版社を探したのはこの後です。紆余曲折の末、メディカル・サイエンス・インターナショナルがこの本を一緒に作ってくださることになり、本格的に執筆や編集が進んでいきました。

執筆協力者を探す際には、多様なモデルを提示することを重視しました。理系女性のロールモデルを調べると、華々しい業績を積んだ先生の例などが出てきます。もちろん素晴らしいですし、目標としたい生き方の一つですが、一方で「今の自分に見合った、具体的な情報」としては、そこに答えがないことがほとんどです。華やかなパターンのみをモデルとして示すことは、あたかもそれが「正解」であるかのような印象を与えてしまい、本書の目的からははずれます。だからこそ、多様なバックグラウンドをもつ方々にご依頼し、協力者となっていただいたのです。もちろんカバーしきれていない部分もありますが、本書に目を通して「いろいろなパターンがあっていいんだな」と思っていただけたら、本書の目的の一つは実現できたことになります。

執筆協力者にお願いしたことがもう一つあります。成功例や美談でなくてもいいので、実際に大変だったときに何が使えたのか、誰が助けてくれたのか、何を励みにしたのかという生の声を盛り込んでほしいということです。単なる成功談、もしくは苦労自慢に興味がある人はほとんどいないと思います。どのように課題を乗り越え、今があるのか。その具体例にフォーカスした、本当に参考になるものを目指したいと思いました。パーマネント職を目指して邁進する生き方もあり、結婚という節目を迎えて、別居しながらキャリアアップする生き方、家族同居しながらキャリア継続を目指す生き方もあり、子どもを持ち育てるという選択肢もありで、何をどのように組み合わせるかは個人の自由なはずです。そして、そこをいかにsurviveするかが、真に助けになる情報です。実際に執筆協力者から原稿が上がってきたとき、私たち自身も「なるほど！」、「そんなに大変だったけど、こう乗り越えたのか……」と、勇気やアイディアをたくさんいただきました。

私は過去の自分に問いかけ、アドバイスするようなつもりで体験談の執筆を進めてきました。そのため、書き方に押しつけがましさもなどあるかもしれず、その点はご容赦いただきたいところです。私を含めこの本の執筆協力者は皆、新たな選択の時を迎えながら歩み続けるSurvivorです。本書を手にとってくださった方とともに、より良い人生に向かって柔軟な選択を続けていけたら最高だと思います。

本プロジェクトを通じて最も大切だと感じたのは、人と人のつながりです。志を持って動き出したとき、同志とつながり、連鎖反応のように輪が広がって行きました。「もうダメだ……」と思ったときに手を差し伸べてくださった方々、励ましてくださった方々、共に歩んでくれた方々、笑いあってくれた方々……、数え切れないほどの顔が思い浮かびます。私と本プロジェクトを支えてくださったすべての皆さまに心からお礼を申し上げます。そして、ご助言くださった大隅典子先生、それぞれの人生経験を惜しみなくご執筆くださった執筆協力者の皆さま、最後まで一緒に走ってくれた長濱祐美さんと編集者の藤川良子さんに改めてお礼申し上げます。本当にありがとうございました！

二〇一八年五月
丸山美帆子

●育児と研究の両立

●保育園

●通勤通学時ノウハウ

●妊娠・出産

●産後休業・育児休業時の過ごし方

●結婚

●別居 or 同居？

●博士号を取る

●科学者の卵　就職活動

体験談トピック索引

●研究のこと

●進路選択

●パートナーとの出会い

は行

ま、や、ら行

た行

な行

索引

あ行

か行

さ行

橋爪　圭（はしづめ　けい）（2、3章）
京都大学高大接続・入試センター特定職員
執筆時は、京都大学学際有効教育研究推進センター高大接続科学教育ユニット特定職員

畑中里衣子（はたなか　りえこ）（2、3章）
地方自治体職員

丸山美帆子（まるやま　みほこ）*（1、2、3章）
大阪大学大学院工学研究科・日本学術振興会特別研究員（RPD）
執筆時は、京都府立大学大学院生命環境科学研究科特任講師（現在も兼任）

＊は編者、＊＊はアドバイザー、五十音順

今出　完（いまで　まもる）（2 章）
大阪大学大学院工学研究科准教授（執筆時）

岩井美幸（いわい　みゆき）（2 章）
国立環境研究所研究員

大隅典子（おおすみ　のりこ）＊＊（1 章）
東北大学副学長／東北大学大学院医学系研究科教授

大友陽子（おおとも　ようこ）（2、3 章）
北海道大学大学院工学研究院特任助教
執筆時は、日本学術振興会特別研究員（SPD）

佐藤由佳（さとう　ゆか）（2 章）
日本工業大学共通教育学群講師
執筆時は、国立極地研究所特任研究員

塩見春彦（しおみ　はるひこ）（2 章）
慶應義塾大学医学部教授

高野和文（たかの　かずふみ）（2 章）
京都府立大学大学院生命環境科学研究科教授

高橋　駿（たかはし　しゅん）（2 章）
京都工芸繊維大学電気電子工学系助教
執筆時は、同大学大学戦略推進機構系グローバルエクセレンス助教

辻田有紀（つじた　ゆき）（2 章）
佐賀大学農学部准教授

長濱祐美（ながはま　ゆみ）＊（1、2、3 章）
茨城県霞ケ浦環境科学センター技師（任期付研究員）

中山啓子（なかやま　けいこ）（2 章）
東北大学大学院医学系研究科教授

理系女性のライフプラン
あんな生き方・こんな生き方　研究・結婚・子育てみんなどうしてる?
定価：本体1,500円+税

2018年6月25日発行　第1版第1刷 ©

編　者　丸山《まるやま》 美帆子《みほこ》
長濱《ながはま》 祐美《ゆみ》

発行者　株式会社 メディカル・サイエンス・インターナショナル
代表取締役　金子 浩平
東京都文京区本郷1-28-36
郵便番号113-0033　電話(03)5804-6050

印刷：アイワード／装丁：岩崎邦好デザイン事務所

ISBN 978-4-89592-905-9　C 3047